의사가 들려주고픈 병원의 진짜이야기?

의사가 들려주고픈 병원의 진짜 이야기

느긋하게 읽는 재미있는 의료에세이

첫째판 1쇄 인쇄 | 2021년 2월 25일
첫째판 1쇄 발행 | 2021년 3월 10일

지 은 이	이치하라 신
역 자	정나영, 정준양, 이지민
발 행 인	장주연
출 판 기 획	김도성
책 임 편 집	이예제
편집디자인	양은정
표지디자인	김재욱
발 행 처	군자출판사(주)
	등록 제4-139호(1991. 6. 24)
	본사 (10881) **파주출판단지** 경기도 파주시 회동길 338(서패동 474-1)
	전화 (031) 943-1888 팩스 (031) 955-9545
	홈페이지	www.koonja.co.kr

* 파본은 교환하여 드립니다.
* 검인은 저자와의 합의하에 생략합니다.

ISBN   979-11-5955-671-5
정가   12,000원

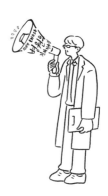

이치하라 신

1978년 출생. 2003년 홋카이도대학 의학부 졸업, 국립암센터중앙병원(현 국립암연구센터 중앙병원) 연수 후 삿포로 후생병원 병리진단과에 근무(현 병리 과장). 의학박사. 병리 전문 의 및 연수지도의. 임상시험관리의사. 세포진단전문의. 일본병리학회 학술평의원. 공동저자 로 "상하부 소화관 내시경진단 극비노트 2" 등 다수가 있고, 저서로는 "증상을 알고, 질병을 찾 는다", "한 병리 의사의 <리얼>"이 있다. 트위터에서는 <병리 의사 얀델(@Dr_yandel)>로 알 려져 있으며 의료에 관한 트윗부터 아재개그까지, 타임라인을 일상으로 폭넓게 채우고 있다 (팔로워 수 곧 10만 명).

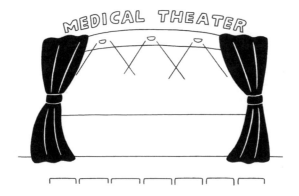

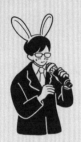

역자의 말

처음 서점에서 이 책을 발견하고는 선 자리에서 피식피식 웃으며 반 이상을 읽어버리고 말았다. 의사가 해주는 의료 이야기라. 구미가 당겼지만 일본의 병리의사가 하는 이야기에 모두 공감할 수 있을까 고민했다. 하지만 책을 번역하는 동안 손으로는 자판을 두들기면서도 몇 번이나 소리내어 웃었는지 모른다. 어찌나 공감이 가는지. 마치 내 머릿속에 들어왔다 나간 것 같았다. 내가 느끼고 있지만 글로 쓰지는 못하고 있던 생각들을 구비구비 나열해 놓은 듯했다. 그래서 이 책을 번역하는 것은 놀이동산에서 노는 것 같았다. 하나를 재미있게 타고 그다음 기구를 타러 가면 또 그것만의 재미가 있다. 주제 하나하나가 새로운 재미였다.

읽는 내내 내 이야기를 하는 것 같아 웃음을 참지 못했다.
그런 걸까.
나는 이런 성격이라서 환자를 만나지 않는 기초의학자가 된 걸까.
어느새 작가의 어투마저 닮아버린 것 같다.
맞다.
병맛이다.
읽으면서 자꾸 헛웃음이 난다.
그런데 꼭 내 이야기인 것만 같아 손에서 놓지를 못하겠다.
괴짜라고 불리는 작가와 이렇게나 동질감을 느끼다니 조금 불안하긴 하지만.

수동적이면서도 성실한 모습.
수주체질이라는 묘하게 딱 떨어지는 말.

사람 사이의 적당한 거리감을 유지하는 것의 어려움.

밤을 숱하게 새고 몸이 상해가며 일할 때 느끼는 왠지 모를 피학적 쾌감.

병들고 약해진 마음 틈새를 파고들어 돈을 버는 사이비 의학을 볼 때의 분노.

주제 하나하나마다 마음에 와닿는 단어들이 즐비했다.

기초의학자로서 의료인으로서 일반인으로서 한발씩 담그고 있다 보니 때로는 이쪽도 저쪽도 입장이 다 이해가 되어 더 안타까운 경우가 많다. 책의 기획 의도는 사람들에게 의료세계에 대해 궁금했던 것을 말해주고자 하는 것이었는데 읽다 보니 의료인들이 생각하고 있지만 글솜씨가 부족해 전하지 못했던 이야기를 속시원히 글로 풀어준 느낌이다. 조금이나마 이 책을 통해 서로의 진심을 헤아려볼 수 있지 않을까 하는 희망을 가지게 된다.

누구나 다른 사람의 직업에 대해서는 잘 모른다. 우주선이 어떻게 만들어지는지 모르는 것은 불안하지 않다. 나중에 우주선이 누구에 의해서 어떻게 만들어지는지 설명을 듣고 감탄만 해도 충분하다고 느껴진다. 우주는 내가 꼭 가야 하는 곳이 아니기 때문이다. 하지만 병원은 다르다. 병원은 누구나 언제든 갈 수 있는 곳이다. 나의 생활과 깊숙이 연관되어 있다. 그래서 다른 직장들과 다르게 병원 안의 일은 너무 모르고 있다는 것이 불안해진다. 하지만 차근차근 풀어내는 작가의 말을 듣다 보면 환자를 자주 볼 수 없는 의사의 안타까운 마음도, 의사를 자주 보지 못해

섭섭한 환자의 마음도 달래진다.
병원에 갈 때마다 왠지 모르게 불안한 사람들이 읽어보면 안심이 된다.

의사의 '정말' 솔직한 혼잣말.
잘 들었다.
여러분도 한번 들어보시길 바란다.

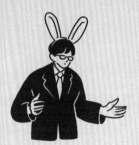

공연 시작 전 주의사항
(시작하는 말)

지금 막 교정 작업까지 모두 끝낸 원고를 봉투에 넣어 편집부로 발송하고 오는 길이다. 그리고 지금부터 〈머리말〉을 쓰려 한다. 〈시작하는 말〉이니까 글을 쓰기 전에 제일 처음으로 썼어야 했는지도 모른다. 하지만 결과적으로 마지막에 쓰게 됐다. 덕분에 이렇게 한 번 더 글을 읽어보며 〈시작하는 말〉을 쓸 수 있었다. 그것도 약간의 흥분과 함께.

이 책은 어마어마했고 진짜 끝내줬다.

내가 쓴 책이지만 〈시작하는 말〉로 반드시 써야 할 말이라 생각했다.

……지금껏 작가가 이런 식으로 시작한 책이 얼마나 있었을까.

당신은 비웃고 있겠지. 나도 어이가 없어 웃음이 나온다. 그래도 모쪼록 조금만 더 읽어주길 바란다.

미리 말해두지만, 처음부터 이 책을 자신만만하게 써 내려간 것은 아니다. 지금까지 없었던 책을 쓸 거야, 아무도 쓸 수 없었던 것을 써보자, 하는 야심이나 과한 자의식도 없었다. 오히려 그 반대였다. 그저 당혹스러웠고 불안으로 가득했었다.

〈갑작스럽겠지만, 편지를 보냅니다.〉

요즘 같은 시대에 드물게 손으로 직접 쓴 편지가 도착한 것은 2018년 9월 말. 편집자 W가 보낸 편지에는 예의 바르게 잘 정돈된 〈글씨체〉로 다음과 같은 내용이 적혀 있었다.

일반인들에게 있어 의료나 의사는 <왠지 잘 모르는 존재>입니다. 잘 모르기 때문에 불안을 느끼거나 막연하게 서툰 지식을 가지고 있기도 하죠. 그런 의료에 대해 명확하게 설명해주실 수 있으신가요? 의사란 존재를 가깝게 느낄 수 있는 책을 써 주세요.

답장하고자 동봉되어 있던 명함에 적힌 메일 주소를 확인했다. 그리고 조그맣게 탄식했다.

뭐야, 의료 에세이인가?

아니면, 의료의 현실을 전달합니다! 같은 종류의 책인가.

굳이 책으로 쓰지 않아도 그런 건 이미 블로그에 넘쳐나지 않나.

별로 하고 싶은 마음이 들지는 않았지만 정성스럽게 쓰여 있는 편지에 미안함을 느꼈다. 애초에 받은 일을 거절할 만큼 대단한 사람이 아니기도 하고. 그래서 이 의뢰를 받아들였다. 그렇게 시작한 집필 작업은 좋지도 나쁘지도 않고 그저 평범한 듯했다.

그런데 이 책은 쓰면 쓸수록 이상한 전개를 보였다.

그것이 어떤 계기로 누구에 의해 초래된 것인지, 중반부터 끝을 향해 어떤 사건이 기다리고 있었는지에 대해서는 여기에 쓰지 않겠다.

표지에는 〈감독〉으로 보이는 이가 그려져 있다. 틀림없이 내가 모델일 것이다. 일러스트레이터 후카가와 유우씨가 책의 전반적인 분위기를 충분히 알 수 있게 그려준 그 그림이 단번에 마음에 들었다. 담당 편집자도 같은 마음인 듯했고 우리 두 사람은 서로 신나게 떠들며 메일을 주고 받았다.

우리가 이 그림을 왜 마음에 들어 했는지도 비밀로 해두자. 분명 읽으면서 아, 이래서 좋아했나? 하고 알아주지 않을까 싶다.

나는 다소 불안한 얼굴로 메가폰을 쥔 감독이 되었다.

후카가와 유우 씨의 탁견 덕에 다른 생각이 들지 않는다.

집필이 끝난 지금, 다소 건방진 짓을 하나 해볼까 한다. 1인칭 주어를 〈저〉가 아닌 〈나〉로 서술하는 것. 이 책에 〈저〉보다는 〈나〉가 훨씬 더 어울린다는 생각이 들었기 때문이다.

나는 이렇게 해서 〈나〉가 되고, 이 책은 〈재미와 여유가 넘치는 말랑말랑한 의료서적을 쓰는, 당혹스럽긴 해도 또 앞으로 달려 나갈 「나」의 이야기〉로 완성된다.

본 연극이 시작되려 한다.

나는 지금, 이 책의 〈리허설〉을 막 끝낸 상태로 다소 멍한 상태다.

슬슬 개장할 시간. 객석에 사람들이 들어오기 시작했다. 나는 아직 자리를 떠나지 못하고 있다. 이렇게 관객인 척 당신 옆에서 공연을 함께 볼까 한다.

그럼 즐거운 관람이 되길 바랍니다.

나 / 이치하라 신 / 병리 의사 얀델 씀

서장
병원이란... 왠지 모르게 차갑고 무서운 곳?

목차

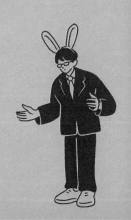

목차

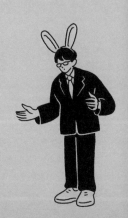

제 3 장
"병에 걸리다"의 진짜 모습
– 의료 극장에 오신 것을 환영합니다.

목차

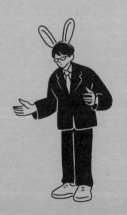

제 4 장
"의사와 환자"의 진짜 모습
– 얀델의 의료 극장

목차

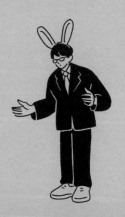

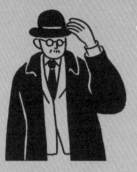

공연 시작 전 주의사항 (

게 차갑고 무서운 곳?

가기 싫은 의사가 있는

동떨어진 장소일지도

대관계 차갑게 보이는

의료에 대해 좀 느긋하게 말해 줄 수

라마와 현실의 차이점은? <병원 안0

의사가 아플 때 병원을 고르는 기준

소드 **제2장** "의사"의 진짜 모습 대

세계? 못 해 먹겠다! 라고 생각하는

의사 선생님들 의사 자신의 건강에

"병에 걸리다"의 진짜 모습 - 의료 극

것은 어떤 뜻인가? 모두가 궁금해히

<진단>이 필요하다. 입원해도 좀ㅊ

제4장 "의사와 환자"의 진짜 모습 -

그리고 지식 단순히 병의 종류가 아L

말을 쓰지 않는 의료인 vs 사이비 으

선생님의 책이 어떻게 베스트셀러가

와 의료의 모습 어느 병리 의사 Y의 ㅅ

하는 말) **서장** 병원이란… 왠지 모르

이란 집에 빨리 가고 싶은 환자와 집에

병원이란 일반적인 <노동 논리>와는

이 잘 알지 못하는 의사와 학회의 유

커뮤니케이션 능력에 대해 병원과

? **제1장** "병원"의 진짜 모습 의학 드

상식> but <병원 밖에서는 비상식>

병원 안에서 마주치는 훈훈한 에피

과 동네병원의 의사 구태의연한 의사

지금까지 만났던 유달리 개성 강했던

의사가 글을 쓴다는 것에 대해 **제3장**

오신 것을 환영합니다. 병에 걸린다는

>이란 어떤 병일까? 병과 싸우려면

사를 만날 수 없는 이유

의료 극장 의사와 환자,

틀을 알자 <무조건>이란

섭기로 소문난 병리

까? 앞으로의 환자

커튼콜> (끝으로)

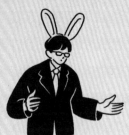

병원이란 집에 빨리 가고 싶은
환자와 집에 가기 싫은
의사가 있는 곳

<느긋하게 읽을 만한 재미있는
의료 에세이> 의뢰가 들어왔다.

본디 병원이란 가지 않을 수만 있다면 가급적 가고 싶지 않은 장소다.

'하루라도 빨리 집에 가고 싶어. 어딘가 재미있는 곳으로 놀러 가고 싶어. 해야 할 것도 많고. 어쨌든 나를 위해 시간을 쓰고 싶어.'

사람들에게 병원은 그저 병에 걸리면 어쩔 수 없이 치료하러 가는 곳일 뿐이다.

그런 병원의 〈진짜 모습〉을 〈느긋하게 읽을 수 있도록 재미있고 부드럽게 써 주길 부탁드려요〉라는 의뢰가 들어왔다.

솔직히 말하자면 좀 귀찮다고 생각했다.

병원은 이상한 곳

병원은 딱히 기분 좋은 장소는 아니다.

입구의 자동문조차 편의점 출입문과는 왠지 다른 소리를 내는 기분이 든다.

기분 탓인지 모르겠지만 나에게 있어 병원문은 〈엄숙한〉 느낌이다. 엄숙하고 고요한. 적어도 〈말랑말랑한〉 이미지는 아니다.

복도는 확실히 예전만큼 어둡지는 않다. 하지만 지금도 여전히 외벽은 심플하다. 심플해도 너무 심플하다. 옛 학교가 떠오른다. 일단 하나로 결정되면 반론 따위는 용납되지 않는 분위기. '편안한' 이미지는 없다.

외래의 긴 의자는 전과 비교하면 그럭저럭 대부분 나아졌다. 옛날에는 단단한 금속제 다리가 쓸데없이 무거워 보였고, 앉는 부분의 비닐도 벗겨져 있어 어딘가 사람을 거절하는 듯한 분위기가 있었다. 그러나 지금은 그렇지 않다.

공항 대합실에 있는 소파가 그렇듯 최근 20년간 제일 많이 개선된 부분이 병원 외래에 있는 의자가 아닐까 싶다. 그동안 너무 변화가 없긴 했다. 그 이유는 앉아 있어서 즐거운 곳이 아니기 때문이다.

병원 대합실에는 전광판이 있고, 거기에는 담당의 이름과 지금 기다리고 있는 인원이 표시된다. 최근에는 일반 음식점 같은 곳에서도 이처럼 〈고객님 앞으로 몇 명이 기다리고 있습니다〉 같은 표시를 볼 수 있게 되었는데 도대체 언제 부를지 알 수 없던 때에 비하면 엄청난 발전이다.
그렇지만 〈앞으로 몇 명이 끝나야 겨우 네 차례가 와〉 같은 기다림을 요구받는 것이 그리 좋은 기분은 아니다.
〈느긋한〉 기분 따위는 들지 않는다.

하여튼 병원이란 곳은 기분 좋은 장소는 아니다. 때로는 화가 날 때도, 인내심을 가지며 참아야 할 때도 있다.

……다들 그렇지 않나?

많은 환자가 안달복달 속을 끓이며 순서를 기다린다.
개중에는 〈기다려야 한다니, 어쩔 수 없지〉 같은 얼굴을 하고 여유롭게 잡지를 읽거나 스마트폰을 들여다보는 사람도 있는 것 같지만 그 사람들도 결국 속으로는 어느 정도 불만을 참고 있는 건 아닐까. 이렇게 생각하니 의료진으로서 미안한 마음이 든다.

사실 집에 빨리 가고 싶어 하는 것은 비단 환자뿐만이 아니다.

의료진이라고 해서 일이 늦게 끝나는 것을 바라겠는가. 다들 집에 빨리 가고 싶어 한다.

업무 시작을 알리는 타임 카드는 무심하게 누르지만, 퇴근 시간에 울리는 벨 소리에는 마음이 들뜬다. 남들과 마찬가지로 일하면서 투덜투덜 불만을 이야기하기도 하고 트위터를 보며 딴짓을 하기도 한다. 다른 회사원들이 매일 일에 대한 불평을 쏟아내듯이 의료인들 역시 그러할 것이다.

환자와 의사, 각각 입장은 다르지만 내심 빨리 집에 가고 싶다고 바라는 장소.

그것이 병원에 대한 일반적인 이미지가 아닐까, 생각한다.

그런 장소에 대해서 이런저런 이야기를 〈느긋하게 읽을 수 있도록 재미있고 부드럽게〉 쓰라는 의뢰가 들어온 것이다. 어려운 일이라는 생각이 들었다.

편집자의 심정을 모르는 것은 아니다. 나는 그럭저럭 〈병원에서 일하는 게 즐거운 사람〉으로 보이게끔 행동하고 있으니.

확실히 내 트위터만 보면 나는 즐거운 사람으로 보인다. 아재 개그 따위를 낄낄거리며 잔뜩 늘어놓기도 하고 좋아하는 책을 읽고 사람들에게 소개하기도 한다. 출장 갈 때마다 팔로워들에게 그곳의 기념품이 뭔지 물어보고, 그걸 모아서 정리해 〈병리 의사 얀델과 각지의 기념품〉이란 기획도 내놓았다. 뭐, 언뜻 보면 충분히 즐거워 보일만도 하다.

사실 나는 진짜로 즐기고 있다. 편집자는 나를 정확하게 파악했다. 그렇지만 내가 즐거워하는 것과 많은 사람을 즐겁게 할 수 있는 글을 쓰는 것은 별개의 문제다. 자, 어떻게 해야 할까.

병원에 오래 있고 싶어 하는 이상한 사람

지금까지의 이야기와는 반대지만 의사 중에는 병원에서 일하는 것을 진짜로 좋아하는 사람이 제법 있다. 나만 그런 것은 아니다.

앞에서 의사들도 환자와 똑같이 병원에 오래 있기 싫어한다고 썼는데 사실 모두 그렇지는 않다.

왜인지는 모르지만 일부 의료인들은 이상하리만치 병원에 있기를 좋아한다. 좀처럼 집에 가려고 하지 않는다.

다행히도 내가 다니는 병원에는 내가 야근을 하면 내 동료나 후배도 함께 야근을 해야 한다는 〈분위기〉가 없다. 병원에 오래 남아 있어봤자 딱히 도움이 되는 것도 아니다. 무거운 마음으로 병원에 온 환자에게는 미안하지만, 그나마 내가 제일 열심히 일하는 시간은 병원에 있을 때다.

나를 포함해, 병원에는 소위 '블랙'이라고 불리는, 일은 고되게 해야만 한다는 가치관에 물든 사람들이 있다.

모두가 그런 것은 아니지만 〈별로 집에 가고 싶지 않아. 계속 일해도 좋아〉라는 마인드를 가진 사람들이 꽤 있다.

이것이야말로 〈현실〉이다. 그럼 병원 일이 〈재미있고 편해서〉 계속 있고 싫어 하나? 싫겠지만 막상 또 그런 것은 아니다.

보통 〈계속 일하고 싶어〉 같은 소리는 공공연하게 말하고 다닐만한 것이
아닐지도 모른다.
요즘은 〈병원에서 시간 가는 줄도 모른 채 즐겁게 일하고 있습니다〉 처
럼 말하면 모가 나는 세상이다.
〈악덕 직장을 박멸하자.〉
〈과도한 노동으로 만들어진 일은 오히려 변변찮다.〉
〈밤을 새워가며 일하는 것은 학생 때로 충분하다.〉
하나하나 지당하신 말씀이다.
집에 가고 싶어 하는 쪽이 정답이며 그게 다수의 의견이다. 양질의 직장
에서 일하는 것보다 더 좋은 것은 없다. 〈일이 많긴 하지만 마음에 들어
요〉 같은 소리를 하는 것은 맞지 않다.

음.
내가 쓰고 있으면서도 잘 모르겠지만…….
병원이란 곳에는 뭔가 자신만의 역할이 있지 않을까 생각한다.
재미있고 편해서 병원을 좋아하는 것이 아니다.
나는 병원에서 일하고 있을 때의 자신의 모습에 〈빠져 있다〉. 그렇기 때
문에 여기에 있고, 계속 있고 싶다고 생각한다.
환자들은 얼른 집에 가고 싶다며 잔뜩 싫은 기색으로 오는 장소가 병원
인데 나는 그런 병원을 가리켜 내가 있을 곳이라는 둥, 존재의 의의 같
은 것을 느낀다며 흠뻑 취해 있다니.

그것도 꽤 즐거워하면서······.

하지만 이런 내 가치관이 어긋났다고는 생각하지 않는다.
이런 비뚤어진 모습이 의료 현장 그 자체이기도 하다.
그리고 생각한다. 적어도 현재, 이런 비뚤어짐 덕에 의료 현장이 그 형태를
보존하고 있다고.

철사 하나를 조금만 구부러뜨려서 테이블에 세워두면 절대 스스로 서지
못한다. ㄱ 이나 ㄴ 같은 형태는 쓰러질 뿐이다.
그렇지만 이 철사를 엉망진창으로 구겨보자. ㅊ 라든지 ㅍ 같은 모양으
로 꾸깃꾸깃 구겨 보자. 그러면 어느 순간 운 좋게 스스로 설 때가 있다.
이 철사를 바라보며 〈이것이 의료계〉라고 느꼈다.
철사가 어떻게 구겨졌는지에 따라 약간의 바람에도 '쾅' 하고 쓰러질 수
도 있고 아닐 수도 있다. 많이 구겨지지 않으면 작은 자극으로도 쉽게 쓰
러져버릴 것이다. 충분히 구겨지고 일그러졌기 때문에 그 자리에 계속
서 있을 수 있는 것이다.
편집자는 내게 그런 일그러진 세계를 느긋하고, 재미있고, 부드럽게 얘기
해 주길 부탁한 것이다.
메일을 읽고 생각에 빠져들었다.
어떤 모습으로 쓰면 좋을까? 얼마나 리얼한 이야기를 쓰면 좋을까? 〈의
료라는 세계〉를 무엇에 비유해야 모두가 이 이야기에 빠져들게 될까.

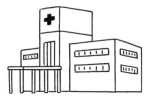

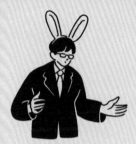

병원이란 일반적인 〈노동 논리〉와는 동떨어진 장소일지도

환자의 행복이라는, 정답이 없는. 문제와 어떻게 마주해야 할까?

여러모로 자주 언급되는 편이지만, 사실 의료 세계의 노동은 다소 이상한 애정에 의해 지탱되고 있다.

이런 풍습은 조금이라도 빨리 개선하지 않으면 안 된다.

잘못된 것이니까.

제대로 해놓겠습니다. 아이고, 악덕 기업이라 정말 면목이 없습니다. 반드시 개선하겠습니다. 네네, 죄송합니다. 네.

서비스업도 이와 비슷한 점은 있다. 예전에는 정말 심했다고 들었다. 최악 중의 최악이라고 말할 수 있을 정도로 노동환경이 무척 혹독했고, 사람이 어떻게 이럴 수 있나 싶어 눈물이 날 정도인 경우도 많았었다.

이런 것은 옳지 않다. 노동은 워라밸이 좋아야 한다. 언제까지 악덕 기업 타령이나 할 수는 없다.

다만, 여러 가지 측면에서 볼 필요는 있다.

나는 일반 직무보다 꽤 고되게 일하고 있다. 주말에 출장을 갔다고 해서 평일에 대체 휴일을 받을 수 없다. 업무 시간도 무척 길다.

하지만 나처럼 병원과 관련된 일을 하는 사람을 〈노동 논리〉만으로 설명하기는 조금 어렵다고 생각한다.

의료업이 주로 취급하는 것은 〈환자의 행복〉이라는 특수한 상품이다.

행복은 세상에 있는 사람의 수만큼 존재한다. 타인의 행복은 잴 수 없다. 같은 답을 낼 수도 없다. 모든 사람이 각기 다르게 가지고 있는 하나뿐인 보물과 같다.

<행복>은 분명 보편적인 상품처럼 취급하기 어려운 점이 있는데도 의료인들은 이 <행복>을 세상 널리 <팔고 있다>. 의료인 자신의 사명감과 미학의 논리를 곁들여서.

이런 일에 일반적인 노동과 같은 논리를 적용하는 것은 곤란하다.

전에 문득 느낀 건데 의료를 파는 행위는 〈그림을 파는 일〉에 가깝다는 생각이 들었다. 어느 쪽인가 하면, 화가보다는 〈화랑〉 쪽이라고 할까. 의료업은 〈예술중개업〉적인 부분이 있는 것 같다.

이건 내 멋대로 추측하는 것이긴 하지만 〈예술중개업〉을 하는 사람들도 본인들이 하는 일을 노동 논리만으로는 설명하지 못하리라 생각한다. 그들은 예술에 대한 사명감이나 예술에 대한 자기 생각 또는 미학적인 것을 노동이라는 개념에 더하고 있다. 예술품을 판다는 것은 단순한 밥벌이는 아닐 것이다.

예술은 애매하기 그지없는 주관으로 뒤섞여있다. 이를 다루는 사람은 상품을 눈앞에 두고 〈남의 일〉처럼 여길 수 없을 것이다. 자신도 그 상품의 가치를 평가하는 입장이 되어야만 예술품을 다룰 수 있다. 당사자라는 감각이 필요한 것이다.

이 외에도 의료업과 예술중개업은 닮은 점이 있다.

두 세계에서 일하는 사람들의 인간성이 서로 닮았다는 것. 그게 좋든 나쁘든 간에.

깊은 밤, 묘하게 기분이 좋아졌나 하면 다시 안절부절못하게 되기도 하는, 감정 기복이 심하다는 것. 또 자신이 고객보다 상품에 대해 더 잘 아는 척하는 것(이 얼마나 실례되는 일인가).

어디 그뿐인가.

〈내가 받을 인건비의 액수〉와 관계없이 구매나 일을 위해 돌연 해외에 출장을 가는 점.

놀랄 만큼 비싼 책을 자신의 공부를 위해 사버리는 점.

좀 더 멋져 보이려고 어울리지도 않는 고급 장식품으로 몸을 꾸미는 점.

매우 논리적으로 수요와 공급을 분석하고 있으며 이치에 맞지 않는 일은 하지 않는다.

'장사'에도 미학이 있다. 그리고 두 가지 일 모두 본질은 사이언스.

때로는 동료를 인간으로 생각하지 않는다. 고객마저도 인간 취급하지 않는 경우도 있다.

생각하면 생각할수록 확신이 강해진다. 그런가, 환자의 행복은 어떤 의미로는 〈예술〉인 것인가.

사람 각각의 가치. 사람 각각의 사는 모습. 사람 각각의 이야기다.

한 예로, 나는 오래 살수록 좋다고 생각하지 않지만 오래 살수록 좋다는 가치관으로 사는 사람도 있다. 서로의 가치를 부정할 수는 없다. 부정해서도 안 된다.

환자 수만큼 개개인의 이야기가 있다. 그 하나하나의 이야기에 맞춰 서비스를 함으로써 비로소 의료라는 일이 성립한다.

〈의료 업무는 정말 노동인가?〉는 어리석은 질문이다.

당연히 노동이다.

우리들은 밥을 먹기 위해 일한다. 그것이 진실이다.

하지만 예술을 판매하는 사람들이 어딘지 모르게 예술과 자신을 〈노동이 아닌 부분〉으로 간주하는 경향이 있듯이 의료인도 〈노동 기준으로만 보면 곤란한데〉라고 생각하며 일을 한다.

일과 삶의 경계가 허물어져 가고 있다.

그렇게 하지 않으면 자신이 믿는 의료업이라는 것이 성립되지 않는다. 환자의 이야기에 참여할 수 없다.

일과 삶의 경계가 모호한 종양 전문의

종양내과 의사라는 직업이 있다. 그들은 항암제를 다루는 프로다. 영어로는 Oncologist라고 한다.

이들에게 최강의 무기는 〈근거〉와 통계학적 지식이다.

어떤 항암제가 어떤 암에 어느 정도 효과가 있는지에 대한 정보를 계속 갱신해서 항상 최신 의료를 환자에게 반영할 수 있도록 늘 안테나를 길게 뻗고 있다. 매일 담당하는 환자 한 명 한 명의 약제 투여량을 계산하고 부작용을 예측하며 그에 대한 대처를 생각한다.

이 일은 무척 어려워서 종양내과 의사가 아니면 의사라 하더라도 흉내조차 낼 수 없다. 정말 멋지다.

다만 이를 환자 입장에서 보면 사실 그들에게는 근거나 통계학 같은 건 뭐라도 상관없을 것이다. 잘 모르는 분야이니까.

〈근거〉를 현대 의료의 관점에서 보면 〈온고지신〉이라 할 수 있다.

예전부터 많은 환자들이 다양한 치료를 받아 생명을 연장해왔다. 그 자료를 모아 분석한 경향을 바탕으로 치료법을 선택하고 좀 더 결과가 나

아지기를 기대한다. 과학은 늘 이런 온고지신의 모습으로 발전한다. 근거야말로 우리 의료인이 중요히 여기는 가치관이자 정의이다.

그렇지만 이런 가치관이 환자에게도 통용될지는 의문이다.

환자는 〈경향〉을 알고 싶어 하지 않는다. 환자가 알고 싶어 하는 것은 '과거의 환자가 어떻게 되었는가?'가 아닌 '자신이 앞으로 어떻게 될 것인가?' 이다. 다수의 타인 이야기보다는 단 한 사람, 나의 이야기. 다시 말해서, 의료진으로부터 <어쨌든 당신은 나을 겁니다>라는 말이 듣고 싶은 것이다.

〈근거〉가 어쩌고저쩌고 분석이 어쩌고저쩌고. 이런 소리는 환자에게 있어 어렵기만 하고 왠지 다른 사람 이야기 같아 힘들다. 힘들면 행복해질 수 없다. 환자의 행복을 빼앗는 것은 〈환자의 행복〉을 추구하는 의료 본래의 목적과 미묘하게 어긋난다.

근거에 매달리는 것이 종양내과 의사의 주된 업무다.

통계학적 결과라는 것이 환자 개개인에게 꼭 맞는 것은 아니지만 통계학적으로 가장 좋은 치료를 반복하다 보면 몇몇 환자는 확실히 행복하게 있을 수 있는 시간이 전보다 늘어난다.

비록 개개인의 행복에 직접 접근하는 행위가 아니라 해도 종양내과 의사는 항시 근거를 중요시해야 한다. 과학적 근거보다 더 성실한 지침은 존재하지 않기 때문이다.

종양내과 의사는 환자의 행복이라는 상품 주위를 빙빙 돌면서 미묘하게 핵심을 벗어난, 그러나 의학적으로 가장 중요한 난제를 매일 풀어간다.

이들은 일하는 시간 대부분을 환자와 대화하기보다 숫자와 싸우는 데 쓴다. 근거를 다루는 것은 격무다. 근무시간 안에 일을 끝내려면 좀처럼 환자와 대화할 시간을 내기가 힘들다.

**그렇기 때문에 종양내과 의사들은 근무시간 외에
환자를 찾아가 환자 개개인과 대화를 반복한다.**

근거만 뒤쫓는 것으로 일이 끝난다면 종양내과 의사는 지금보다 조금 더 편하게 일할 수 있을지도 모른다.

환자와 대화하는 것이 암을 치료하는 데 도움이 되지는 않는다.

과학적으로는 그렇다. 의사 본인들에게 있어서도 환자와 대화를 하기보다는 그 시간에 숫자계산을 하는 편이 일 진행에 좀 더 효율적이고 환자 치료 효과도 크며 무엇보다도 집에 빨리 갈 수 있다. 하지만 종양내과 의사는 그러지 않는다. 환자와 이야기를 하려 한다.

대화를 통해서만 환자의 가치관을 알 수 있기 때문이다. 근거가 아닌 이야기 속에 〈환자의 행복〉이라는 예술적 가치관이 존재한다.

종양내과 의사들은 시간이 조금이라도 있으면 〈근거〉와 상관없이 언제나 대화를 하려 한다. 암에 걸린 환자에게 삶의 지침을 주면서 다양한 치료법을 검토하고, 통증을 어떻게 없앨 수 있는지 고민한다. 또한 사회복지사나 간호사들과 함께 암 환자의 생활을 어떻게 유지할지를 생각한다.

암 환자 가족의 삶이 피폐해질 때도 사회적으로 어떤 서비스를 받을 수 있는지 가족과 함께 고민하고 생각한다.

뿐만 아니라 초등학교나 중학교를 방문해 〈암 교육〉을 돕는다. 강연을 통해 자신의 투병 경험을 사람들에게 전하려는 암 생존자들과 연대해 사회적 계몽에 힘쓴다. 그리고 다시 병동으로 돌아가고 또 대화한다. 근무시간 따위는 안중에도 없다.

일과 삶이 흐물흐물 섞여서 치즈 퐁듀처럼 돼버린다.

종양내과 의사들의 이런 역할은 이미 의사로서 해결해야 할 〈의학〉의 범주를 뛰어넘는다.

완전 최악이다. 최악의 퐁듀.

너무 고되게 일을 하면 휴먼에러가 자주 생길 수밖에 없다. 에러는 결과적으로 환자의 불이익으로 이어진다.

안 돼, 안 된다고. 장시간 일하고, 혼자서만 만족을 얻는 식으로 일을 해서는 안 된다. 노동이란 그래서는 안 된다.

아무리 눈앞의 환자가 괴로워하고 있다 하더라도 정시가 되면 다른 의사와 교대해 집으로 돌아가는 편이 결과적으로 서비스의 질을 올린다. 다른 사람과 팀을 이루어 제대로 분업을 해서 종양내과 의사 자신도 충분히 휴식을 취하고, 집에 돌아가 취미생활도 하면서 살아야 한다.

그것이 현대에서 말하는 노동이다.

그렇지만 이런 뒤틀린 모습, 간단하게 고칠 수 있는 것은 아니겠지.

이런 의료계의 뒤틀어짐은 한 사람의 정의감으로 어떻게 할 수 있는 것은 아니다. 이런 의사 개개인의 자학적일 정도의 헌신 없이는 암 의료는 희망조차 없다.

종양내과 의사는 자신을 서서히 죽여서 빠져나온 생명력을 환자에게 주어 조금이나마 더 살리는, 그런 일을 하고 있다.

어쩔 수 없는 녀석들이다.

실제로 종양내과 의사에게 물어보면 〈하고 싶어서 하는 거예요〉 하면서 웃는다. 나에게는 이런 말도 안 되게 힘든 노동환경을 바꿀만한 힘이 없다.

노동이 이런 식이면 안 돼! 라고 큰소리로 외칠 수도 없다.

그들은 아마 〈노동의 논리〉만으로 의료를 베풀고 있는 것이 아닐 것이다.

얼마 전 종양내과 의사들이 기획한 스터디 모임에 참가했다.

곧 초·중등학교에서 정식으로 〈암 교육〉이 시작될 것이라고 한다. 커리큘럼에는 암에 대한 생명과학적 지식, 예방, 치료, 사회적인 지원 등이 포함된다고 했다.

새로 추가되는 커리큘럼은 풍부하고 수준이 높았다. 일찍이 이과나 생물학에서 가르치던 내용을 넘어서는 것으로 학교 교사만으로 지도해 나갈 수 있는 내용이 아니었다.

그래서 의료인이 학교를 지원하라는 지침이 내려졌다. 이에 따라 의료인들이 암 교육에 어떻게 관여하면 좋을지 의견을 나누기 위한 스터디 모임이 열렸다. 아, 또 종양내과 의사의 일이 늘어만 간다. 이렇게 계속 떠맡다 보면 쓰러질지도 몰라. 너희들은 좀 더 평범한 노동자가 되어야 해.

예술을 대하듯 일하는 방식으로는 언젠가 무너지고 말 거야.

모임에는 많은 참석자가 있었다. 종양내과뿐만 아니라 암 진료를 하는 호흡기내과나 소화기내과, 완화의료(호스피스) 등 다른 분야의 의사들과 암 병동 간호사, 약사, 사회복지사, 보건사, 게다가 초·중등학교의 교사나 지자체 교육위원회 소속, 그리고 환자도 있었다.

이인삼각의 바퀴가 굴러간다.

의료인들을 집으로 돌아갈 수 없게 할 이인삼각이다.

모임에서는 정보를 공유하고 향후 전망을 예측하여 이 모임이 보다 큰 조직으로 연계되도록 하는 것이 목표라고 했다.

무보수로 모임을 만든 종양내과 의사들은 개인 차원에서 모임을 운영하는 것을 그만두고 〈하나의 참가자〉가 되었다. 이 모임은 앞으로 좀 더 큰 단체에 의해 운영될 것이라고 한다. 아, 모두 잘 알고 있구나, 라고 생각했다. 암 교육을 지원하는 것은 그저 몇몇 종양내과 의사들의 선의와 의지로 어떻게든 할 수 있는 안건이 아니다. 더 큰 팀에서 제대로 책임져야 하는 문제다.

참가자들이 그저 숨을 쉬고 있는 것만으로도 안경이 흐려질 정도로 많은 사람이 모였다. 이 모임은 물론 근무 외 시간에 열렸다. 참석한 사람들 모두 집으로 빨리 돌아가고 싶어 하는 환자들의 바람을 이루어주기 위해 공부하고 있다. 정작 본인들은 집에 돌아가지 않고 말이다.

참 고생스러운 일이다. 이상하기 짝이 없다. 나는 돌아갈 테야.

······그래서 병원으로 돌아갔다.

병원 검사실에는 아직 기사 몇 명이 남아 있었다.

낄낄거리며 즐거운 듯 새 카메라 이야기를 하고 있었다.

그러고 보니 아까 보았던 종양내과 의사는 우리 병원의 〈사진부〉였다.

가끔 풍경이나 불꽃놀이를 찍으러 가기도 한다고 한다.

그렇게 일하고도 카메라를 만질 여유가 있다는 것이 신기하다. 내가 작년에 산 카메라는 올해 들어 아직 한 번도 작동 시켜 본 적이 없는데. 일 외에 제대로 취미생활까지 하는 종양내과 의사가 조금 부러웠다.

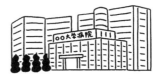

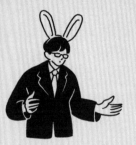

사람들이 잘 알지 못하는
의사와 학회의 유대관계

의사들의 네트워크와 학회에 대해

그건 그렇고 너희들은 대체 뭐냐. 나는 검사 기사들에게 덤벼들었다. 의료인이란 것들이 정시가 되면 후딱 돌아가 취미나 레저라도 즐길 것이지. 누구 영향인지 모르지만 줄줄이 병원에 남아 있어봤자 변변찮다. 어차피 야근 수당도 받지 못할 텐데. 벌써 밤이라고. 어서 돌아가라고.

이런 마음을 킴와이프*에 감싸 숨기며 넌지시 물어보니 그저 사람을 기다리고 있는 것뿐이라 한다. 뭐야, 그런 거였어?

한 명이 아직 일이 조금 남아 있어서 끝날 때까지 기다리고 있었던 모양이다. 세 사람이 모두 모이면 자전거를 타고 공항이나 공원에 가서 불꽃축제의 모습을 망원렌즈로 촬영할 거라며 신이 나서 말했다.

마음에 안 들어, 나를 앞에 두고! 뭐야, 이 매혹적인 나이트투어 계획은! 다시 물어보니 세 사람 모두 사진부였다. 이 녀석들 맨날 장기 사진만 찍는 줄 알았는데 일 외에 제대로 청춘을 보내고 있었다니. 무심코 중얼거렸다.

〈너희들 일할 때도 붙어있으면서 끝나고 나서도 같이 노는 거냐. 진짜로?〉

지금 생각하니 조금 이상한 질문이다. 그리 놀랄만한 일도 아닌데.

직장에 친구가 있다는 것은 조금도 이상한 일이 아니다. 매일 얼굴을 마주하고 함께 고된 일을 하고 있으니 마음이 맞게 되는 것은 어찌 보면 당연한 일이다.

---

*실험실에서 사용하는 냅킨

하지만 〈직장 내 우정〉을 키울 수 있다는 것이 내게는 놀라운 일이었다. 나는 직장에서는 친구를 잘 만들지 못한다.

친한 사람들은 있다. 직장동료들 모두 좋은 사람들이다. 일하는 중에는 서로 좋은 관계를 맺고 있다고 생각한다.

하지만 일이 끝나고도 다시 만나서 놀만 한 상대는 없다. 나의 좋지 않은 점이다. 그걸 안다고 해서 고칠 수 있는 것은 아니지만 어쨌든 일과 친구 관계가 연결되어 있지는 않다.

나의 이런 점이 확실히 드러나는 곳이 학회니 연구회이다. 나는 학회 때 함께 술을 마시고 밥을 먹을 사람이 딱히 없다.

학회? 그게 뭐야, 맛있는 거야?

병원에 가면 가끔 〈주치의는 ○월 ○일, 학회 출장으로 부재입니다〉라든가 〈○일 오후 외래는 학회참석으로 휴진입니다〉 같은 종이가 붙어 있을 때가 있다.

〈학회인지 연구회인지 뭔지는 몰라도 환자를 내팽개치고 뭐 하는 거야?〉

라고 화내는 사람도 있을지 모르지만, 딱히 어디 놀러 가는 것은 아니다.

〈높으신 분들이 모여 돈 이야기나 권력 싸움이나 하고 있는 거 아니에요?〉

실제로 이런 학회도 있다고 들었기 때문에 그냥 웃어넘길 수만은 없지만, 꼭 그렇지는 않다. 학회·연구회는 이름 그대로 배우고 연구하는 자리다.

우리가 일상 진료 속에서 얻은 지식과 경험을 동료 의료인들과 나누기 위해 모이는 것이다. 나는 다양한 사람들이 차례로 우수한 내용을 발표하는 것을 듣고 공부하는 그 순간을 무척 좋아한다.

학회라는 곳

군중 앞에서 아이폰을 발표한 스티브 잡스처럼 자신의 연구 성과를 발표하는 생명과학자들.

뭐, 잡스처럼 멋있지는 않다. 사이즈도 맞지 않는 양복을 입고 그저 컴퓨터 앞에 서서 계속 밑을 보며 클릭을 반복하고 있는 것뿐이다. 그런데도 그게 좋다.

혁신적이라고밖에 할 수 없는 데이터와 고찰을 보고 있으면 처음으로 iPhone을 본 날보다 더 떨린다.

항상 좋은 발표만 들을 수 있는 것은 아니다. 이상한 발표도 산더미처럼 많다.

그래도 여러 학회나 연구회에 계속 참석하다 보면 1년에 몇 번 정도는 소름 돋을 정도로 멋진 발표를 들을 수 있다.

발표나 강연, 병리 해설 등이 얼추 끝나면 학술적 호기심도 실컷 채웠겠다, 대개 곧바로 호텔로 돌아가 혼자서 맥주를 마시고 잔다.

아침부터 밤까지 학술 이야기를 듣고, 임상 의사들과 거리낌 없이 토론을 하고 나면 녹초가 된다. 뇌의 체력이 바닥이 난다.

회의 종료와 함께 두통이 생겨 도저히 누군가와 술을 마시러 갈 여유가 없다. 게다가 놀러 온 게 아니니까……

이 말을 하면 〈아깝다〉고들 한다.

〈모처럼 학회에 갔는데 좀 더 사람들과 교류도 하는 게 좋지 않나.〉

〈밤도 즐겁게 보내는 게 학회잖아.〉

그래, 학회나 연구회는 많은 의료인에게 〈교류의 기회〉이기도 하고 〈친목의 장소〉이기도 하다.

<놀러 온 게 아니야>라고 썼지만 <노는> 면도 있다. 여유를 가지고 가벼운 마음으로 참가하는 사람들도 꽤 있다.

공부다, 학술이다, 새 지식을 위해서다 하고 눈을 새초롬히 뜨고 있는 쪽이 오히려 소수다.

지금은 IoT (Internet of Things) 전성시대. 공부만 필요하다면 굳이 학회장까지 갈 필요가 없다. 집에서 논문 검색을 하고 최신 정보에 촉을 세우는 것으로도 충분하다. 그럼에도 불구하고 아직까지 의료인이나 연구자들이 한자리에 모여 학술 집회를 여는 의의는 <공부 자체>가 아니라 <사람이 모이는 것>에 있다.

얼굴을 마주하고 같은 공간에서 시선을 주고받으며 서로 웃고, 현지의 맛있는 것을 먹고 마시며 사이가 좋아지는 것이 제일이다.

학회 자체보다 친목회!

친목에 대한 반발

그런데 사실 나는 이런 〈놀이〉를 잘 못하는 편이다.

Facebook 친구들이 학회에서 찍은 친목회 사진을 업로드 할 때마다 좋아요!를 누르지만 정작 나는 그다지 친목회에 참석하지 않는다. 가능하면 참석하고 싶지 않고, 간다고 해도 서로 친해지기가 힘들다.

나이가 마흔이나 되어서 친목모임조차 제대로 즐기지 못하는 자신의 성격에 열등감을 느끼기도 한다. 이것도 그나마 조금 나아진 것이다. 예전에는 더 심했다. 의료인들의 〈친목회 존중 문화〉에 도무지 익숙해지지 않는다.

연구회나 학회에 불려가 강연할 때마다 여러 가지로 충격을 받았다.

참가자들은 꽤 느긋하고 뭔가 즐거운 듯이 보인다.

학회 내내 계속 로비에서 다른 병원 의료인들과 담소를 나누는 사람, 발표를 듣고 있지 않은 사람, 좌장으로서 단상에 올라가 입을 열자마자 〈벌써 저녁 회식이 기다려집니다〉 같은 말을 해 장내의 가벼운 웃음을 이끌어내는 사람…….

도대체 뭐야.

그렇게 놀고 싶으면 얼른 학회장에서 나가 술집이든 어디든 원하는 곳에 가는 것이 낫지 않나.

귀중한 휴가까지 바쳐가며 학회에 참석해서 열심히 공부하려 한 나는 조금 짜증이 났다. 관리자 급과 주요 인사들이 학술 내용보다 회식자리 마련을 위해 뛰어다니는 모습을 씁쓸하게 바라보았다.

하지만 지금이라면 말할 수 있다. 그들에게는 확실한 신념이 있다. 학회를 대하는 여유롭고 즐거운 방식에는 이유가 있다.

학회 운영은 힘든 일이다.

휴일을 바쳐서 학회에 참석하는 자기희생 정신으로 가득 찬 참석자들을 위해 학회장을 확보하고 교통을 고려해 숙박시설을 알선한다. 학술회를 잘 치루기 위해 프로그램을 짜고 강연자를 초청한다.

그리고 우리 의료인이 진료에 도움이 될 만한 지식을 배울 수 있는 무대를 만든다.

이 모든 것이 의료에 대한 큰 공헌이 된다.

노는 게 뭐 어때. 느긋한 대화를 하는 게 뭐 어때. 자고로 놀이야말로 배움의 어머니다. 즐겁게 배울 수 있다면 당연히 그편이 더 좋다.

나는 조금씩 깨닫기 시작했다.

학회는 의료인들이 일로 활력을 얻거나 학문을 심화하는 장소이지만, 기분전환을 하고 평소의 피로를 풀어주기도 하는 자리이기도 하다는 것을. 마치 가족들이 추석이나 설에 모이는 것처럼, 같은 학회 소속 회원들이 정기적으로 반가운 동료를 만나 〈근황 토크〉로 꽃을 피우는 곳이기도 하다. 여러 가지 의미를 갖는 무대인 셈이다. 그렇다고 해도 나는 학회 후의 회식 자리에는 여전히 서투르다.

모처럼이니 나도 이런 자리의 분위기를 띄울 수 있는 역할을 하고 싶다는 생각까지 하게 됐다. 어떻게 하면 좋을까.

그래서 강연할 때, 토끼 귀 머리띠를 쓰기로 했다.

극단적이라 미안하지만 나로서는 최선을 다한 것이니 이해해 주길 바란다.

그날 나는 토끼 귀 머리띠를 한 채 단상 위를 어슬렁어슬렁 돌아다니며 reversed-CPC라는 심포지엄의 사회를 맡아 진행하였다.

조금이라도 웃는 얼굴이 늘어난다면 그걸로 됐다. 비웃음도 어쨌든 웃음이니까. 허세라도 좋다. 여유롭고 즐거우면서도 제대로 배울 수만 있으면 좋다.

대부분의 참석자가 학회장소를 들락날락하면서 밤에 있을 친목회 이야기로 분위기를 무르익게 할 것이다. 진지하게 심포지엄에 참가하고 증례의 학문적인 의의를 추구하는 사람은 그리 많지 않을지도 모른다.

하지만 그걸로 됐다. 교류를 위한 장이다. 모두 사이좋게 지내는 것이 중요하다. 나도 거기에 도움이 되어야 하지 않겠나.

······그런데 하필이면 그날따라, 회의장은 젊은 사람부터 높으신 분들까지 사람들이 꽉 차 있었다. 학회 운영 간사들까지 모두 참석해 심포지엄에 집중하고 있었다.

모두 내 머리 위에서 눈을 떼지 못하고 있다······.

간사도 도우미도, 누구나 할 것 없이 스크린(과 토끼 귀)을 뚫어져라 바라보고 있다.

어느새 복도에 사람이 없어졌다. 내가 익살을 부릴수록 참가자가 학술회에 더 집중한다. 회의장에 열의가 넘치고 있었다. 조금씩 손발이 차가워져 갔다. 머리를 필사적으로 굴리면서 진행했다. 좀 민망했다. 그래도 그 어느 때보다도 재미있었다.

그날 밤에 친목회가 열렸다. 내가 사는 삿포로에서 조금 떨어진 장소라서 열차 시간 때문에 그렇게 늦게까지는 있을 수 없었다.

우선 학회를 지지해 준 중진들에게 인사를 했다.

오늘 정말 감사했습니다.

그러자 한 사람이 상냥하게 답했다.

〈오늘은 즐겁게 보냈나? 성실한 이치하라 군이 온다고 해서 모두 오늘은 성실하게 하자고 정했어. 힘들었겠지만 자네 덕분에 증례 검토 분위기가 좋아졌어. 정말 훌륭했네. 그 토끼 귀도 좋았지만 무엇보다도 증례가 좋았어. 이것 보게, 여기 이치하라 군에게 이야기를 듣고 싶어 하는 젊은 신입들이 이렇게 많이 와 있어. 시간 좀 내서 그들과 어울려줘. 그럼 무척 고마울 거야.〉

그들은 과연 오늘만 성실했던 것일까.

아니다. 그들은 항상 진지하고 성실했다.

친목회에 사전관광, 술, 노래방이나 맛집 등 각각의 차이는 있을지라도 결국 거기에는 〈연대를 맺고 분위기를 띄워 젊은 세대에게 무언가를 남긴다〉 이외의 목적은 없었다.

지금까지도 줄곧 그랬을 것이다. 그저 내가 이때껏 눈치채지 못했을 뿐이다.

그들은 아마 내가 친목회를 즐기지 않는 타입이란 것을 알고 〈나와 교류하려면 심포지엄 중에 해야 한다〉고 생각한 듯했다. 그래서 다들 할 일이 따로 있었을 텐데도 모두 심포지엄에 참석하여 학술적으로 북돋아준 것이다. 물론 나의 토끼 귀 머리띠 장난에는 놀랐지만.

게다가 친목회에는 내게 묻고 싶은 질문이 가득한 젊은이들이 잔뜩 있었다. 그들은 반짝반짝 눈을 빛내며 무척이나 즐거운 듯 열심히 학술적인 질문을 했다.

돌아오는 열차 안에서 계속 생각했다.

지금까지 학회 운영이 장난이냐며 화를 내면서도 큰 학회나 연구회에 참석해서 다양한 강연자의 이야기를 듣고 발표를 메모하는 등 많은 도움을 받아왔다.

그게 누구 덕분이었어?

〈내가 보고 들었던 무대를 준비해 준 것은 누구였지?〉

운신과 친목

나는 요즘 학회나 연구회로부터 강연 초청을 받는 것이 조금 괴롭다.

의료인들은 사람이 너무 좋아 탈이다.

자기들만의 방식이 있을 텐데도 손님인 나에게 맞춰서 틀을 짜고, 매번 죽기 살기로 매달려 참석자들이 만족할 수 있는 모양새를 갖추려고 힘든 내색 하나 없이 웃으며 친목회 자리를 마련한다.

나같이 고지식한 인간을 위해 그렇게까지 해 주셔서 왠지 미안한 기분이 든다.

내가 할 수 있는 건 거기에 열심히 응해 주는 것뿐이다. 이제 토끼 귀는 그만두자(이제는 더 이상 안 먹는다).

90분짜리 강연을 하려면 파워포인트 프레젠테이션을 300장 이상 준비하고 대부분의 내용을 동영상으로 한다. 강렬한 인상을 줄 수 있는 글자 폰트를 구입하고 마우스로 인상적인 모식도를 필사적으로 그려낸다. 어떻게 해서든지 압도적인 프레젠테이션을 준비하지 않으면 의료인들이 〈나를 부르기 위해 무대를 만들어준 노력〉에 부응할 수 없을 것 같다.

매번 같은 이야기를 할 수도 없다. 전국 방방곡곡에서 강연을 할 때마다 내용을 바꿔야 한다. 핵심 참가자들은 도시의 경계를 뛰어넘어 내 강연을 몇 번이나 들으러 오기 때문이다. 도쿄에서 들려준 이야기를 나가사키에서 또 들려줄 수는 없다.

그들의 커뮤니케이션 능력 수준과 꼼꼼함을 보면 조금 괴롭다.

나는 그저 알고 있는 것을 강연에서 말하는 것뿐이다. 그 외에는 어떤 방법으로 그들을 만족시킬 수 있을지 모르겠다.

즐겁고 여유로우면서도 가볍지 않고 진지하게. 그리고 다른 사람들이 알아듣기 쉽게.

어렵다.

큰일이다.

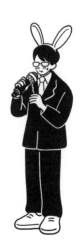

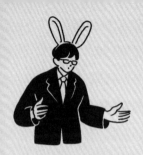

차갑게 보이는 의사의
커뮤니케이션 능력에 대해
의사는 커뮤니케이션 능력이 떨어진다?

공부 잘하는 사람은 커뮤니케이션 능력이 부족하다.

〈학회나 연구회에서 하는 친목회가 불편하다〉고 하면

**〈아~ 역시 사람들과 잘 어울리지 못하니까 병리 의사나 하고 있구나.
커뮤니케이션이 서툴 것 같아.〉**

라는 말을 듣곤 한다.

실제로 내가 하고 있는 병리 의사라는 직업은 환자를 만날 일이 없다. 일반적으로 인기 있는 과도 아니고 어느 정도 우리 일에 대해 알고 있는 의대생조차 〈사람과 소통하는 게 좀 서툴러도 할 수 있는 과지요〉 같은 말을 한다.

예전에는 여러 가지 반론을 생각했지만 최근에는 왠지 될 대로 되라 싶은 기분이다. 뭐, 됐어. 실제로 나는 사람과 어울리는 것, 즉 커뮤니케이션이 서툰 편이라고 생각하니까.

트위터 팔로워들과도 사실은 아주 얕은 교류만 할 뿐이다. 이름도 얼굴도 모르면서 아이디와 아이콘으로만 볼 수 있는 사람과 매일 교류하고 있는 것이다. 서로 즐거운 듯 농담을 하거나 맞장구를 치며 친하게 굴지만 사실은 척수반사*처럼 무조건적으로 반응하는 것에 불과하다.

인터넷 세상뿐 아니라 현실 사회에서도 이와 같다. 서로에게 터놓고 깊게 파고들고 싶지 않다. 실제 대화도 트위터처럼 140자 이내······라든지

---

*뜨거운 것에 손이 닿이면 저절로 떼는 것과 같은 무조건 반사

10자 이내로 끝내면 좋겠다고 생각하곤 한다. 〈좋아요!〉를 붙이면 대화가 끝나는 시스템이 도입되면 좋겠다.

저런 사람이니 병리 의사를 하는 거겠지, 라는 말을 들어도 어쩔 수 없다.

머릿속 커뮤니케이션 담당자

나의 커뮤니케이션은 내 머리 속에 사는 〈어떤 인격〉이 담당하고 있다.

비유를 하자면 그 인격은 <이벤트장 입구에서 표를 끊어주는 아르바이트생>이다.

그들은 그곳을 방문한 사람을 상대로 표면적인 인사를 하고 사무적인 작업을 하지만 정작 안에서 어떤 일이 벌어지고 있는지는 조금도 모르고 관심도 없다.

이 담당 인격은 나라는 거대한 복잡계의 극히 일부분일 뿐이다. 나에 대해 전부 잘 알고 말하는 것이 아니다. 어디까지나 〈커뮤니케이션 담당 아르바이트생〉일 뿐. 내부 모습은 잘 모를 뿐만 아니라 외부 사람과 〈내면〉에 대해 진지하게 이야기하려고도 하지 않는다.

설마 나만 그런 건 아니겠지.

〈커뮤니케이션을 잘하는 사람들〉의 머릿속에는 커뮤니케이션 담당 인격 같은 건 존재하지 않는 걸까.

〈스스로에 대해 모두 알고 상대와 감정을 충분히 나누면서 서로 교류한다〉는 것일까?

나는 내가 제일 잘 알아, 같은 말을 아무렇지도 않게 하는 사람을 보고 있을 때면 이런 생각이 든다.

자기 등에 있는 점이 몇 개인지도 모르면서.

장내 세균의 수도 모르면서.

쓸개관이 몇 번이나 나누어지는지 생각해 본 적도 없으면서.

자기 자신을 아는 것은 불가능하다……고 하는 건 너무 지나친 억측일까.

커뮤니케이션을 잘한다고 본인 스스로 말하는 사람들은 대개 자신에 관한 거라면 전부 알고 있다는 식으로 말한다.

나는 〈다른 사람에 대해서 잘 안다고 말하기 어려운 것과 마찬가지로, 아니 어쩌면 그 이상으로 자신에 대해 잘 아는 것은 힘들다〉고 생각한다. 물론 내가 커뮤니케이션 능력이 떨어져서 그렇게 생각하는 건지도 모르지만.

한편, 세상에는 〈내가 환자와 제대로 대화를 하고 있기 때문에 의료행위가 잘 이뤄지는 거야. 이게 다 내 커뮤니케이션 능력 덕분이지〉라며 뻐기는 임상 의사들도 있다.

이런 〈보통 의사〉들은 가끔 내게 웃으며 이런 말을 하곤 한다.

〈역시 너는 커뮤니케이션 능력이 좀 떨어져. 병리 의사라서 다행이야.〉

그럴 때는 속으로 생각한다.

이건 병리 의사에게만 해당하는 게 아닐 텐데. 원래 의사라는 집단 자체가 <기본적으로 커뮤니케이션을 못한다>는 이미지가 있지 않아?

흡연자와 의사에게 가지는 선입견

예를 들어 내가 골목 모퉁이의 담배 가게 할머니로 변신해 하루 종일 가게를 본다고 가정해보자. 정말 다양한 사람들이 그 앞을 지나갈 것이다. 그중 몇 명은 담배를 사러 오겠지. 흡연자이니 분명 담배 냄새가 나겠지만 그 외의 공통점은 없다. 좋은 사람도 있고 나쁜 사람도 있을 것이다. 멋쟁이도 있고 촌스러운 사람도 있다.

담배 가게 할머니 입장에서 보면 입에서 담배 구린내가 나는 점에서 일단 마이너스 30,000점이다. 평소 그 사람이 좋은 사람이라서 인격 점수 30,000점을 더하더라도 플러스마이너스 해서 겨우 0이다. 거기에 건네받은 동전이 조금 끈적끈적하기라도 한 날이면 마이너스 5억 점이 될 것이다.

의사도 결국 이와 같다. 좋은 사람도 있고 나쁜 사람도 있다. 그런데도 그저 〈의사〉라는 사실만으로 세상이 만들어낸 편견에 휩싸인다.

최종 점수가 플러스가 되느냐 마이너스가 되느냐는 상당한 개인차가 있겠지만, 일단 처음 만났을 때는 대체로 〈조금 이상한 사람〉이라는 선입견을 가지고 판단한다.

〈의사들은 똑똑한 대신에 사람 마음은 잘 모르겠지.〉

〈공부 잘한 사람들이 다 그렇지. 어쩔 수 없잖아. 커뮤니케이션 잘하는 의사를 만나면 다행인 거고.〉

점점 의사가 불쌍해 보이기 시작했다. 내가 다른 의사들에게

〈커뮤니케이션을 못해서 병리 의사 하는 거죠?〉

라고 놀림을 받을 때 그 의사 역시 환자로부터

〈의사니까 당연히 커뮤니케이션은 서툴겠죠.〉

라는 편협한 시선을 받고 있으니 말이다. 실제로 몇 번이나 이런 이야기를 들었다.

옛날부터 공부만 해왔지 않나요?
아픈 사람의 기분 같은 걸 어떻게 알겠어요.
일이 고되긴 해도 돈 많이 받으니 좋잖아? 어쩔 수 없는 거 아냐?

이런 의견이 〈평균〉이라 생각한다. 생명을 구해주거나 아픈 곳을 해결해주거나 해서 어떻게든 플러스 5,000점을 받아봐야 겨우 그냥 〈평균적〉인 의사라고 생각할 것이다.
의사라는 이유만으로 색안경을 끼고 본다. 조금만 방심해도 금세 마이너스 60,000점이 된다.

그런데도 의사는 사람과 관계를 맺는다. 남들이 어떤 편협한 시선으로 보든지 상관하지 않고 눈앞의 환자에게 최선을 다한다.
환자를 잘 이해하려고 해도 편견대로 의사는 커뮤니케이션을 잘 못하니까 그게 쉽지 않다. 그렇다면 일방적으로 환자에게 최선을 다하는 것밖에 할 수 있는 게 없지 않나.

〈계속 주기만 하는 것〉
〈사랑은 대가 없이 주는 것〉 같은 명언인가. 그냥 갑질인 것 같은데.
일반인에 비해 평균적으로 커뮤니케이션이 서툰 의사들은 결국 계속 사랑을 주기만 하는 수밖에 없다. 사랑을 돌려받는 것은 감히 기대도 못하고.

커뮤니케이션 불능 의사

수더분한 모습의 의사를 한 명 알고 있다. 걷는 모습이 굉장히 특징적이다. 그는 걸음이 무척 빠르다. 마치 이동 시간은 시간 낭비라고 믿는 듯하다. 입원환자에게 갔다가 다시 처치실로 갔다가 외국에서 메일을 보내고, 외래에 갔다가 또 콘퍼런스에도 참석하고 주임교수 회의에도 얼굴을 비춘다. 계속 달리며 이동하고 있다. "병원 내에서 뛰지 마세요!"라고 한소리 들었을지도 모른다. 최근에는 경보 수준이 됐다.

병원 안을 둘러보니 여기저기에서 경보대회가 열리고 있다.

경보하듯 걷는, 늘 바쁜 의사들을 보고 깨달은 것이 있다.

〈이동 시간을 아끼는 의사는 흰 가운을 입지 않는다.〉 기본적으로 수술복이나 각 과의 생활복 차림이다. 스크럽복인 경우도 있지만 여하튼 흰 가운은 입지 않는다. 아주 드물게 흰 가운을 입더라도 절대 가운 앞을 열고 다니지 않는다.

왜 그러는지 이유도 상상해봤다. 〈흰 가운을 나부끼며 걸으면 공기저항이 커져서 경보 속도가 떨어질까 봐 그러나.〉

그런 의사들은 기본적으로 말도 빠르다. 말이 빠르지만 알아듣기 쉬운 목소리로 말한다. 설명하고 싶은 것이 잔뜩 있는데 거기다 기다리는 환자도 많이 있으니 빠르면서도 알아듣기 쉽게 말하는 능력을 터득할 수밖에 없다.

그들과 말할 때면 시선이 내 목 언저리쯤에 있는 경우가 많다. 눈을 맞추는 것이 서툰 의사들만의 환자 대처법인가. 아니면 가슴 부근을 보면 화를 내는 환자 대처법인가. 아마 양쪽 다겠지. 그냥 몸에 배어있는 것이다.

그리고 그들은 머리가 잘 다듬어져 있지 않다. 그런 시간도 아깝다고 생각하는 것 같다. 어쩌면 사생활 자체가 모두 시간 낭비라고 생각하는지도 모른다.

어쩔 수 없지. 의사는 환자를 위해 많은 시간을 써야지 자신을 돌볼 여유 같은 것은 없다.

그들도 가끔 병에 걸린다. 격무 끝에 긴장성 기흉으로 죽을 뻔한 의사가 있었다. 혹은 잠이 부족해 집으로 돌아가는 길에 지하철 계단을 헛디딘 의사도 있었다. 중환자실 근무 중 요관 결석이 생겼는데 〈에이. 쇄석실 돌 때 이런 증상이 나타났으면 좋았잖아〉라고 말한 비뇨기과 의사도 있었다. 정말 올해의 몸조심상 수상감이다.

나는 사람 마음은 알 수 없다고 굳게 믿는데다가 커뮤니케이션도 정말 서툴다.

그리고 〈사람 마음을 모르는 사람은 의사를 해서는 안 된다〉고 말하는 사람들과도 커뮤니케이션해야만 하는 의사들, 참 자애로운 사람들이라 생각한다.

의사는 그런 점을 많이 요구받는 직업이다.

것 참.

무거운 이야기뿐이네.

부드럽지도 여유롭지도 않아.

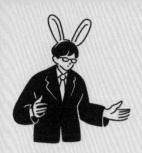

병원과 의료에 대해 좀
느긋하게 말해 줄 수 있을까?
의료 업계에 대해 부드럽게 쓰라고….

이 책의 의뢰를 받은 것은 꽤 오래전이다. 서장을 마무리하는 시점이지만 다시 한번 의뢰 내용을 읽어보자.

제목안: <의외로 무섭지 않은 의사의 세계>
<생각보다 만만한(?) 의사의 현실 이야기>
기획개요: <얀델 선생님> 시선으로 바라본 의사 그리고 의료 현장의 일상과 현실을 일반 독자가 읽기 쉽게 보여주도록 기획한 에세이입니다.
딱딱한 의료 현실 관련 책보다는 의사나 의료 분야를 부드러운 내용으로 집필하셔서 의료 업계를 좀 더 친숙하게 느낄 수 있도록 하는 책을 써 주셨으면 합니다.
에세이를 기본 틀로 해서 일반인들이 모르는 의료의 의외다 싶은 모습이나 병원에서의 이야기, 전문 병리 이야기 등을 듬뿍 담아 주셨으면 합니다.

……망했다. 내가 지금까지 써온 글과 원래의 기획 의도가 완전히 어긋나 있어.
내가 써온 글의 내용은 <의외로 무섭지 않은 의사의 세계>나 <생각보다 만만한(?) 의사의 현실 이야기>가 아니라 <무서운 의사의 세계>, <만만치 않은 의사의 현실 이야기>라는 제목안이 더 잘 어울릴 것이다.
잘 생각해보면 나는 애초에 〈의외로 무섭지 않은 의사의 세계〉 같은 내용의 글을 쓸 생각이 없었다.
솔직히 말해서 병원에 있는 건 좋아하지만 병원에 대해 말하는 것은 무섭다.
의료 현장은 〈노동 현장에 비유하자면〉 악덕 기업 같다. 만만치 않다.

일로, 사적으로 친구 관계를 맺는 것이 무섭다.

커뮤니케이션 관련 이야기도 전혀 말랑말랑하지 않다.

하지만 조금만 생각해보자.

〈의료 업계는 무섭지 않다〉고 쓴다고 해서 어느 세상에 진짜로 〈오, 그래? 의료 업계는 무섭지 않구나〉라고 믿는 바보가 있겠어?

〈무섭지 않아요〉는 〈무섭다〉는 뜻이다.
〈아프지 않아요〉는 〈아프다〉는 뜻이다.

〈아프면 왼손을 드세요〉라는 말을 듣고 왼손을 진짜 올리려다 치과위생사에게 그 손을 눌린 적이 있다. 한때의 위안에서 오는 안심만큼 무서운 것은 없다. 배신당한 신뢰만큼 아픈 게 또 있을까.

그렇다면 차라리 〈이 세계는 무섭다〉고 쓰는 편이 나을지도 모른다. 그러면 오히려 〈정말? 실은 그렇게 무섭지 않은 거 아니야?〉라고 의심하면서 살짝이라도 관심을 가져 주지 않을까?

내가 악의를 가지고 일부러 의뢰와 반대로 쓰고 있는 것이 아니다.

〈그런 거 아니에요.〉

트렌드는 초스피드와 입맛 따라 골라먹기

출판업계는 유례없이 라이트 서적 붐이다… 라고 말하면 어폐일까. 라이트서적이라고 해서 뭐든 다 팔리는 건 아니니까.

그렇지만 하드한 책은 전혀 팔리지 않는다. 작가와 편집자들도 모두 한탄하고 있다. 더 이상 읽기 쉬운 책이 아니면 팔리지 않는 시대인 걸까.

요즘 책에 대한 화제는 꽤 어두워 볼 때마다 마음이 무거워진다.

〈아쿠타가와상* 수상작이라 해도 뭔가 신박한 내용이 없으면 책이 팔리지 않는다고 하는 수상자의 인터뷰〉 기사를 읽었다. 절망적인 기분이다. 나는 책을 좋아해서 자주 읽는다. 트위터에서도 책 이야기가 있으면 참여하고, 책을 사서 내가 소개하기도 한다. 서평지도 정기적으로 읽고 있다. 인터넷 덕분에 내가 평소에 관심을 두지 않던 분야도 이런 책이 있었네! 깨닫는 기회가 많아져 읽는 양도 훨씬 늘었다.

하지만 그런 나조차도 〈하드한 책〉을 어느 정도 읽는지 말해보라고 하면……

내가 마지막으로 아쿠타가와상 소식을 들은 것이 아마 마타요시 나오키 때라고 생각한다. 그 이후로 몇 명의 아쿠타가와상 수상 작가가 나왔던가? 기억나지 않는다. 물론 수상작을 사지도 않았다. 〈고역 열차〉가 문고판으로 나오면 한번 사볼까, 하고 생각한 것도 이미 몇 년 전의 일이다.

어떤 서점은 아마존의 순위를 보면서 구매를 결정하고 있다고 한다. 트위터에서 조금이라도 화제가 되면 바로 〈인터넷에서 화제!〉라는 팝업을 붙이고 매장을 인스타 성지로 바꾼다. 〈인터넷에서 화제가 되면 어느 정도 책이 팔린다〉는 트렌드를 책을 파는 곳에서 먼저 느끼고 있는 것이다. 책을 파는 방법이 점점 〈인터넷 친화적인 방식〉으로 변하고 있다.

키워드는 초스피드와 입맛대로 골라 먹기.

---

*나오키상과 함께 일본 문학계 최고 권위의 양대 문학상

SNS는 눈부시게 빠르다.

로딩이 1초라도 늦어지면 그 순간 앱을 끈다. 장문의 트윗은 전혀 조회 수가 올라가지 않는다.

영상도 10초 이상은 보려 하지 않는다.

서적이나 글도 이런 〈트렌드〉에 강한 영향을 받고 있는 것은 아닐까. 아마 그럴 것이다.

나도 최근 잡지를 읽는 방식이 바뀌었다.

스마트폰으로 다양한 〈잡지 무제한 읽기 서비스〉를 사용할 수 있다. 월 정액 몇천 원 정도만 내면 바로 엄청난 양의 잡지를 손에 넣을 수 있다. 스마트폰이 순간적으로 서점이 되는 것이다. 인기 있는 스포츠잡지나 연예잡지, 시사잡지까지 모두 읽을 수 있다. 고마운 일이다.

다만 깨달은 것이 있다.

스마트폰의 무제한 읽기 서비스를 이용하면 한 권의 잡지를 처음부터 끝까지 읽는 일이 적어진다.

목차를 훑어보다가 궁금했던 콘텐츠 제목이나 좋아하는 작가의 이름이 보이면 바로 거기를 클릭한다. 한두 페이지 정도 읽고 나면 그 잡지는 덮어버리고 다음 잡지로 넘어간다. 완전 입맛대로 골라 먹기다.

〈마구잡이로 고른 수박 겉핥기〉라 할 만한 조잡한 독서다. 〈통독〉이라는 단어는 슬슬 마음속 옛말 사전에만 존재하게 될지도 모른다.

얼마 전에 미용실에서 머리를 자르면서 오랜만에 아무 잡지 하나를 골라서 처음부터 끝까지 읽었다. 그때 책이 이렇게 정보량이 많은 것이었나 싶어 감동까지 받았다. 광고 페이지조차 사랑스러웠다.

하지만 그 잡지도 이미 미용실에서 읽어버렸기 때문에 살 일은 없다.

빠르게 입맛대로 골라 먹는 추세를 서적 편집자나 디자이너 측도 알고 있을 것이다.

트위터 등에서 인기 많은 계정이 쓴 책들은 하나같이 콘텐츠 하나하나의 페이지 수는 비정상적으로 적고, 양쪽 지면부터 말하고자 하는 메시지까지 완벽하게 똑같아 보이는 디자인만 가득하다.

마치 예전에 연예인이나 프로운동선수가 냈던 책들 같다.

나 역시 트위터라는 〈140자의 시조 문화〉에 빠져든 지 오래지만, 설마 내가 이렇게 〈하나의 화제를 초단기간에 소비하고 금세 다음 화제로 옮겨가는 타입〉의 인간이 되어 있는 줄은 솔직히 깨닫지 못하고 있었다. 어느새 무제한 읽기 서비스에 적응해 버린 자신에게 놀랐다.

40대 남성조차 이렇다면 10대, 20대는 정보의 in-out 방식이 더 유연하고 고속일 것이다. 광범위한 정보를 예리하게 읽어내는 것에 뛰어나다.

시대의 요구를 민감하게 감지해서 책 발간 방식을 생각하는 사람이 편집자다.

그런 편집자가 나에게 〈딱딱한 의료 현실 관련 책보다는 의사나 의료 하나하나의 이야기를 부드럽게 집필해 의료 업계를 좀 더 가깝게 느낄 수 있도록 하는 책〉을 의뢰해온 것도 이런 흐름을 따른 것일 테지.

이해는 하고 있다. 가급적 의뢰받은 대로 맞추고 싶다.

하지만 〈의료를 부드러운 내용으로 집필〉하는 것은 어렵다.

가독성이 좋아 술술 읽히는, 〈업계의 이런저런 일〉을 담은 책을 쓸 수 있으면 좋을지도 모른다.

그런 류의 웹 기사는 자주 볼 수 있다.

하지만 막상 키보드 앞에 앉아서 쓰려고 해도 쓸 수가 없다.

⟨부드럽게 집필……⟩

⟨말랑말랑, 부들부들……⟩

원고지에 만년필을 올리고 수묵화가처럼 스르륵 집필하는 모습이 자연스레 떠오른다.

그렇지만 요즘 원고용지에 만년필로 손수 작품을 쓰는 작가는 아소카모 정도다. 어쨌든 나는 키보드로 쓰고 있으니까 집필이 아니라 집타인가.

⟨부드럽게 집타⟩

시험 삼아 부드럽게 소프트 터치로 키보드를 쳐보니…… 것 참! ⟨소프트 터치⟩라는 글자조차 제대로 입력할 수 없었다. 앞으로 걱정이다.

의료인에게 <느긋이 읽을 만한 부드러운 책>을 쓰라고 하는 것 자체가 처음부터 무리인 것 아닐까.

왜냐하면 우리는 매일 딱딱한 '근거'를 먹으며 살아가고 있으니 말이다. 사이언스와 동떨어진 ⟨느긋이⟩라는 것은 할 수 없다. 그런 짓을 하면 자신의 존재 의의가 뿌리째 와르르 무너져 활동 불능에 빠지고 말 것이다.

우리는 사이언스에 충성을 다짐했다.

말이 순서없이 뒤죽박죽이면 짜증이 난다.

기승전결이든 뭐든 논리 정연하지 않으면 마음속에서 화가 치밀어 오른다. 딱딱하고도 진실한 말을 써야 하는 것이 의료인이다.

서점에 쌓여 있는 의료서적

애초에 부드럽게 집필된 의료서적이라는 게 대체 뭘까?

생각한 것 이상으로 심각한 질문이다. 서점에 나가 의료 관련 서적을 뒤져 보기로 했다.

방금 한 말은 거짓말이고 사실은 〈가시마시메시〉 신간을 구하려고 근처 서점에 갔다. 그래도 이왕 서점에 온 김에 의료서적을 살펴보면 좋은 아이디어를 얻을 수 있겠지 생각한 것은 사실이다.

나는 〈가시마시메시〉 신간을 손에 들고 서점을 돌아다녔다.

평소에는 잘 보지 않던 코너까지도 어슬렁어슬렁 둘러보았다.

이날 갔던 서점은 내가 생각한 것 이상으로 영화나 드라마화된 작품의 원작, 또는 가볍게 읽을 수 있는 라이트노벨 코너에 굉장히 신경을 쓴 모양새였다.

텔레비전을 즐겨보는 사람들이 이 코너에 와서 이것저것 함께 살 수 있도록 되어있었다.

역시 서점은 단순히 가나다순으로 책을 진열하는 곳이 아니다.

어떤 책을 선호할지 예측해서 손님의 동선을 고려해 비슷한 장소에 비슷한 장르의 책을 모아서 진열하고 있다.

Amazon에서 책을 사면 〈이 책을 산 고객은 이런 책도 함께 사고 있습니다〉 같은 추천 문구가 뜨는데, 잘 생각해보면 인터넷 서점이 있기 전부터 서점은 이런 것을 인력으로 부지런히 해 왔다.

그런데 의료서적은 보통 어느 코너에 모아 놓을까.

어떤 손님이 찾을 것이라고 예상하고 어떤 동선 안에 놓여 있을까.

찾아볼 필요도 없었다. 의료서적은 무려 서점 입구 근처에 있었다. 동선을 생각해 배치한 정도가 아니다. 서점 입장에서 의료서적은 서점에 오는 모든 사람이 흥미를 느낄 만한 것이라고 믿고 있는 것이다. 조금 놀랐다. 진열돼 있던 의료서적의 실제 제목을 쓰면 문제가 될 것 같으니 내가 적당히 생각해낸 제목을 아래에 열거한다. 실제로 있는 책 제목은 아니다. 그렇지만 대체적인 분위기는 파악할 수 있다고 생각한다.

<의사가 필요 없는 식사>
<버섯으로 수명을 늘린다>
<새로운 요가로 체내 정화>

뭐 대충 이런 느낌이다.

어렴풋이 예상은 했지만 이렇게 보니 좀 심하다. 의료인이라면 틀림없이 모두 <왜 저런 걸 믿는 거야?>라고 눈앞이 깜깜해질 만한 책들뿐이다.

서점 입구, 가장 좋은 장소에 이런 책이 당당하게 〈의료서적〉으로 자리 잡고 손님을 맞이하고 있다.

이런 게 팔리는구나.

시대가 요구하는 게 이런 거구나.

몇 개를 골라 직접 읽어보았다.

우선 글자가 크다. 장마다 있는 소제목만 읽어보아도 본문의 내용을 대략적으로 알 수 있을 정도다. 어쨌든 가독성은 기막히게 좋다.

몇 장을 읽을 때마다 〈요약〉이 있다. 친절하기 짝이 없다.

종이가 매끈매끈하고 만지면 기분이 좋다. 비싼 종이 같다.

감수를 맡은 의학박사의 웃는 사진이 부자연스럽다. 이렇게 온화하게 웃을 수 있는 의사가 세상에 존재할 수 있나? ……의학박사라고 쓰여는 있지만 정확히 의사라고는 쓰여 있지 않으니 의사가 아닐지도 모른다(실제로 그런 경우가 있다).

〈의사가 필요 없는 식사〉에는 과연 무엇이 적혀 있을까. 어느 슈퍼에서든 손쉽게 구할 수 있는 식재료를 언급한다. 이걸로 모든 병을 예방할 수 있다… 라고는 쓰여있지 않다. 어쨌든 몸에 좋다, 라고도 쓰여 있지 않다. 쓰여있는 것은 〈뭔가 좋은 일이 있을 것 같다〉는 맥락이 없는 내용이었다. 읽고 있는 나까지 근거도 없이 행복한 기분이 되었다.

뭐야, 이 책은.

아무리 읽어 봐도 의학적 근거가 전혀 없다. 그런데도 읽고 있으면 독자를 행복하게 만들어주는 타입의 책. 짧은 시간에 스르륵 읽히는 영양가는 전혀 없이 맛만 좋은 골라 먹기.

이런 책들과 어깨를 나란히 할 수 있는 〈부드러운 책〉을 써야 하는 걸까. 다시 한번 서장을 읽어본다……. 안 된다. 아무리 읽어보아도 10초짜리 동영상의 간편함을 당해 낼 수가 없다.

나는 도무지 대충 느긋하게 쓸 수 없다. 어떻게 하면 전할 수 있을까. 어떻게 하면 조금이나마 의료의 모습을 솔직하게 전달할 수 있단 말인가.

편집자에게 여기까지 원고를 보냈더니, 보다 못한 그에게서 이런 메일이 왔다.

서장은 이 정도면 좋습니다. 제1장에서 제4장까지 소제목을 보낼 테니 참고해서 써주세요.

그렇구나. 편집자가 주는 소제목에 맞춰 쓰면 되는 건가. 아아, 이 얼마나 고마운 일인가. 가장 필요한 것은 솜씨 좋은 편집자였다.
신이 나서 메일의 첨부파일을 열었다.

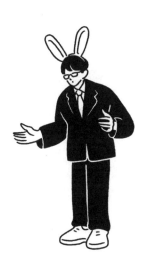

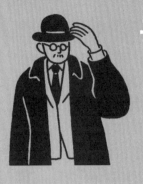

공연 시작 전 주의사항 (ᴬ

게 차갑고 무서운 곳? ᵇ
가기 싫은 의사가 있는
동떨어진 장소일지도 ᴸ
대관계 차갑게 보이는 의
의료에 대해 좀 느긋하게 말해 줄 수 ?
라마와 현실의 차이점은? <병원 안ᴼ
의사가 아플 때 병원을 고르는 기준
소드 **제2장** "의사"의 진짜 모습 대ᵗ
세계? 못 해 먹겠다! 라고 생각하는 ͏
의사 선생님들 의사 자신의 건강에 ᴸ
"병에 걸리다"의 진짜 모습 – 의료 극ᵗ
것은 어떤 뜻인가? 모두가 궁금해하
<진단>이 필요하다. 입원해도 좀ᵗ
제4장 "의사와 환자"의 진짜 모습 – ᵗ
그리고 지식 단순히 병의 종류가 아ᴸ
말을 쓰지 않는 의료인 vs 사이비 의
선생님의 책이 어떻게 베스트셀러가 ͏
와 의료의 모습 어느 병리 의사 Y의 ᴸ

하는 말) **서장** 병원이란… 왠지 모르

|란 집에 빨리 가고 싶은 환자와 집에

병원이란 일반적인 <노동 논리>와는

이 잘 알지 못하는 의사와 학회의 유

| 커뮤니케이션 능력에 대해 병원과

? **제1장** "병원"의 진짜 모습 의학 드

상식> but <병원 밖에서는 비상식>

나 병원 안에서 마주치는 훈훈한 에피

과 동네병원의 의사 구태의연한 의사

지금까지 만났던 유달리 개성 강했던

의사가 글을 쓴다는 것에 대해 **제3장**

신 것을 환영합니다. 병에 걸린다는

>이란 어떤 병일까? 병과 싸우려면

사를 만날 수 없는 이유

의료 극장 의사와 환자,

틀을 알자 <무조건>이란

섭기로 소문난 병리

까? 앞으로의 환자

커튼콜> (끝으로)

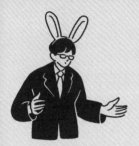

의학 드라마와
현실의 차이점은?

나는 한마디로 〈수주체질〉이다.

이 말은 작가 아소카모가 쓴 에세이 아니면 블로그에서 처음 봤다.

아소카모를 꽤 존경하고 있기 때문에 아마 이 책에서 앞으로 55번 정도는 더 등장하지 않을까 싶다. 그 아소카모가 이따금 자신을 칭하는 말이 〈수주체질〉이다. 무언가를 처음부터 창출해내기보다는 누군가가 발주한 일을 받아 주문에 맞추어 좋은 것을 만드는 것이 특기인 체질이라고 보면 될 것이다.

그렇게 많은 명문을 쏟아내는 작가치고 어쩐지 번듯하지 않은 말을 만들어냈다고는 생각하지만, 솔직히 어떤 뜻인지 너무 잘 알겠다.

나도 완전히 수주체질이기 때문이다.

지금까지 몇 명의 편집자와 일을 하다 보니 알게 되었다.

나는 제목을 몇 개 정도 받아 글을 쓰는 것이 편하다. 좋을 대로 써달라고 하면 오히려 난처해져서 갈팡질팡한다.

나에게는 〈이것을 꼭 세상에 남기고 싶다〉 같은 강한 동기나 신념 같은 것이 없다. 설사 있다하더라도 대개는 그것을 언어화하지 않는다.

그러니까 〈부드럽게 의료 이야기를 쓰라〉고 해도 앞에서도 말했듯이 〈부드러운 집필이란 과연 무엇인가〉 같은 말꼬리에 사로잡혀 주된 흐름을 잃어버리고 만다.

좀 더 범위가 〈좁은〉 주제를 받는 편이 결론이 확실한 글을 쓸 수 있다.

그래서 편집자가 보낸 메일을 받고 기뻤다. 〈제1장 이후에 내가 써야 할 제목〉들이 모두 적혀 있었기 때문이다. 발주를 받은 셈이다.

됐다, 이거면 쓸 수 있겠어. 제목 하나에 5,000자 정도 쓰면 책이 되니까. 미니 칼럼이라 생각하고 앞으로 20개만 더 쓰면 된다. 이 얼마나 편한 일인가. 이제야 미소가 지어졌다.

그리고 현재, 나는 입을 벌리고 멍한 얼굴을 하고 있다.
첨부파일을 연 뒤부터 계속 이 표정이다. 첫 제목은 이랬다.

〈의학 드라마와 현실의 차이점은?〉

그런 건 모르는데.
의학 드라마 같은 거 안 보니까.

제목 20개가 죄다 이런 식이었다.
20개의 제목 각각에 맞춰 〈알기 쉽고, 느긋하게, 읽는 사람들이 의료 세계를 짧은 시간 안에 쉽게 알 수 있도록〉 쓰세요.
이것이 내가 받은 〈발주 항목〉이다.
머리를 감싸 쥐었다.
편집자는 내가 쓴 서장 내용을 제대로 읽긴 한 걸까? 방향성이 완전히 다르잖아.
나는 서장의 25,000자로 〈부드럽게는 못 씁니다〉, 〈느긋하게 읽을 만한 내용으로는 못 씁니다〉라는 속마음을 고백하고 싶었다.
그러니 앞으로 써야 할 주제도 <병원에 있다 보니 정상과 비정상의 차이를 잘 모르게 됐다> 라거나 <환자로 인해 의사의 마음이 바뀌게 된다면 이는 의사를 위한 치료라 불러도 무방하지 않을까> 같이 진지하고 다소 번잡한 내용이 되기를 바랐다. 그편이 훨씬 나에게 맞을 것이다.

그렇지만 정작 내가 받은 주제는 이것이다.

〈의학 드라마와 현실의 차이점은?〉
뭐야, 이런 말랑말랑한 제목은. 제발 하지 말라고.
서점에서 사람들이 이 책을 보면 뭐라고 생각하겠어.
〈어? 재미있겠다. 이런 게 읽고 싶었어!〉
라고 생각하겠지….

맞다. 편집자가 옳다. 나도 알고는 있다.

보통 이런 책은 잡지나 웹에서 오랜 시간 연재하면서 쌓인 원고를 마지막에 모아서 책으로 출판한다. 그래서 25개의 짧은 칼럼으로 나눈 것이라고 생각했다.
하지만 나는 책을 새로 쓰고 있으니 그렇게까지 세세하게 주제를 나누지 않아도 될 것 같았는데도 그렇게 하네. 새삼스럽지만 한 번 더 놀랐다.
그렇군. 〈골라보기〉 쉽게 되어 있는 거구나. 관광지에서 파는 기념품들이 직장에서 나눠주기 쉽게 하나하나 개별포장 되어 있는 것처럼.

〈의학 드라마와 현실의 차이점은?〉
가끔 트위터에서 몇몇 의사들이 이런 주제로 재미있게 쓴 글들을 볼 수 있다.
〈닥터X〉나 〈코드블루〉같이 인기 있는 의학 드라마가 방송될 때마다 의료인이 볼 때 〈저 장면은 이상한데〉, 〈현실과 완전 다르다〉 같은 고증이 이루어지고, 이런 내용은 빠르게 리트윗되어 사람들의 관심과 웃음을 자아낸다.

나도 그런 글을 쓰면 되는 걸까.

영화 <춤추는 대수사선>을 본 현직 형사가 <실제론 이런 형사는 없다고!>라며 울부짖었다, 같은 느낌으로?

우리 의료인은 형사물이나 변호사물, 회사 사장이 나오는 이야기 또는 꽃미남과 꽃미녀가 시시덕거리는 이야기에는 전문기가 아니다. 그러니 세상의 드라마들이 얼마나 진실하게 현실을 보여주고 있는지도 알 수 없다.

그저 드라마는 드라마로 즐기면 되지 않나. 현실과 동떨어져 있다고 해도.

예전에 〈정의는 이긴다〉는 드라마에서 주인공 오다유지가 증거품으로 〈본인이 다른 사람의 필적을 흉내 내어 쓴 글〉을 제출하고는 〈이것 보세요. 이렇게 필적은 누구라도 흉내 낼 수 있으니 본인이라는 증거가 될 수 없습니다!〉라고 멋지게 말했다. 17살의 나는 그것을 본 현직 변호사가 얼마나 어이없어했는지는 알지 못한 채 그저 재미있게 봤다.

〈돈이 없어!〉라는 드라마에서 주인공이 일하는 회사의 사장이 사장실 의자 뒤에 숨긴 꽃병에 동전을 넣는 장면이 있었다. 그것을 본 현직 사장 비서가 〈저런 건 사장실 미관을 해치니 안 돼요〉라며 어이없어했다는 것을 모른 채 16살의 나는 그 드라마를 즐겁게 봤다.

또 〈뒤돌아보면 녀석이 있었다〉라는 드라마에서는 주인공 오다유지가 이시구로 켄에게 후려치듯이 심장 마사지를 실시했다. 그것을 본 현직 의사가 〈아무리 그래도 저런 식으로 마사지하는 사람은 없어〉라고 중얼거린 것을 전혀 모른 채 15살의 나는 그 드라마를 신나게 즐겼다.

아무래도 내가 오다유지 주연 드라마를 많이 본 세대다 보니 이렇게 오다유지 타령만 하는 것인지도 모르지만 이것은 비단 오다유지에 국한된 이야기가 아니다.

나는 전국 시대에 살아 본 적이 없으니 사무라이가 밤에 책을 읽을 때 그 방이 실제로 얼마나 어두운지 모른다.

일본도로 두 사람 이상을 베면 칼날이 무뎌지므로 사극에서처럼 연속으로 사람을 죽이는 장면은 불가능하다는 소문이 있다. 이는 사실이 아니다(실제로는 잘만 하면 수십 명도 벨 수 있다고 한다).

우주 세기에 살아본 적이 없으니 빔 라이플에 저격당한 모빌수트가 우주공간에서 폭음을 울리며 부서져도 이상하다고 생각하지 않았다.

미스터 스팍*이 사실은 그리 논리적이지 않다는 것도 몰랐다.

모르는 것투성이다. 내가 유일하게 알고 있는 것은 오직 의료계, 의학 관련 내용뿐.

그렇다고 꼭 그렇게 일일이 고증을 해야 할까.

하나하나 꼬투리 잡으면서 무슨 재미로 드라마를 볼까.

텔레비전같이 영향력이 큰 매체를 통해 잘못된 의료 지식이 알려져서는 안 된다며 화를 내는 사람들의 기분을 모르는 건 아니지만 말이다.

---

*영화 스타트렉의 등장인물

드라마 속 의사는 너무 잘생겼다.

사실 그런 사람들은 의학적인 내용이 아닌 부분에서도 화를 내곤 하기 때문에 별로 진지하게 말을 섞고 싶지 않다.

예를 들면 그들은 <현장에 저렇게 예쁜 인턴은 없어>나 <저렇게 멋있는 레지던트가 어디 있어?> 같은 말을 곧잘 한다. 진짜 지겹다. 말해봤자 뭐해. 본인도 말해놓고 민망하지 않을까.

이런 말은 아라가키 유이*가 나오는 어떤 드라마를 보아도 할 수 있는 거 아니겠어? 저렇게 예쁜 회사원은 없다. 저렇게 예쁜 대학생은 없다. 전부 같은 말이다.

덧붙이자면 그들은 〈날밤을 새운 당직 의사가 저렇게 반듯한 머리를 하고 있겠냐〉, 〈좀 더 맨얼굴에 못생겼다고〉 같은 식으로 트집을 잡는다.

이런 불만에 대해서는 드라마 제작진 쪽에서도 반론이 있다. 한 배우가 언론에 말한 것인데 〈당직 의사는 아마 머리가 더 덥수룩하지 않을까〉라는 지적을 받고 속편에서 머리 모양을 더 지저분하게 해봤지만 그럼에도 여전히 〈좀 더 머리 모양이 덥수룩해야지!〉라는 지적이 끊이지 않았다고 한다.

다시 말해 잘생긴 주인공이 아무리 지저분한 머리모양을 하더라도 그저 헤어스타일로 보이지 머리가 덥수룩한 의사같이 보이지는 않는다는 말이다.

---

*계약결혼을 소재로 한 '도망치는건 부끄럽지만 도움이 된다'라는 드라마에 나온 일본의 인기 여배우

꽃미남은 무슨 짓을 해도 못생겨질 수가 없다. 슬픈 현실이다.

드라마에 나오는 병을 까다롭게 의학적으로 고증해서 그 병이 실제로는 저런 식으로 진행되지 않는다고 의기양양하게 지적하는 것은 좀 웃긴 일이다.

〈만화영화 도라에몽, 노비타의 일본탄생〉의 끝에 〈실제로는 이런 역사가 아니었던 것 같다〉는 이해 안 되는 코멘트가 나오는 것을 봤을 때 나도 모르게 탄식했다. 만화에 저런 걸 집어넣을 생각을 하다니, 도대체 뭐 하자는 걸까.

게다가 〈의료인인데도 어설프게 의학적 고증을 해서 트집을 잡는 경우〉도 간혹 있다.

천재 병리 의사를 다룬 만화 〈프래자일〉에는 비상한 병리 의사와 개성 있는 캐릭터가 다수 등장한다. 이것을 보고 〈저런 병리 의사가 어디 있어?〉라고 꼬투리를 잡는 것이 한 예다.

표현도 다양하다. 〈저렇게까지 임상 정보를 잘 아는 병리 의사는 만화에만 있는 거야〉, 〈검사 기사 한 명으로 운영되는 병리과는 없어〉, 〈후세 미쿠가 너무 천사 같아〉 등.

이것도 저것도 다 엉뚱한 트집이다.

뭐, 임상 의사가 프래자일을 보고 시비를 걸고 싶은 마음이 드는 것은 어쩔 수 없는 면도 있다. 병리 의사의 세계는 일반인은 물론이고 같은 의료인들에게도 잘 알려져 있지 않기 때문이다.

하지만 아무리 그래도 같은 병리 의사의 입에서 〈프래자일은 말도 안 되는 이야기야〉라는 말이 나올 줄은 몰랐다.

만화 프래자일의 주인공, 키시 쿄이치로를 방불케 하는 뛰어난 병리 의사가 실제로도 존재하기 때문이다. 병리지식은 물론, 초음파검사와 혈액검사도 훤히 꿰고 있어 진단과 치료도 잘 아는 박학다식한 병리 의사는 분명히 있다.

확실히 키시 쿄이치로는 〈톱 클래스〉이며 그를 능가하는 병리 의사는 이 세상에 없을 것 같지만 이런 병리 의사가 분명 몇 사람 정도는 존재하고 있다. 만화가 아무리 허구라고 하지만 현실감이 아예 없는 것은 아니다. 검사 기사 한 사람으로 운영되는 병원의 병리검사실도 실제로 있다.

후세 미쿠만큼 귀엽지는 않을지 몰라도 최근 의대생들은 모두 우수하다. 교수가 의대생에게 잘난 체하며 무언가 가르치다가 날카로운 반론을 받아 당황하는 일도 종종 일어난다.

아라가키 유이가 계약 위장 결혼을 해준다는 판타지를 받아들일 정도라면, 후세 미쿠같이 귀여운 의대생이 존재한다고 하는 판타지 정도는 받아들일 수 있지 않나.

나는 드라마는 드라마로서 즐겁게 보면 되지, 현실과의 차이점을 세세하게 지적하는 행동은 조금 융통성이 없다고 생각하는 쪽이다.

하지만 반대의 경우도 있다. 언젠가 의료인이 아닌 친구가 의학 드라마를 보고 내게 이런 감상을 말했다.

〈드라마에서 의사가 혼잣말로 중얼거리잖아.
그거 너무 현실감이 없는 거 같아. 실제로 저렇게 생각하고 있는 걸
하나하나 입 밖으로 중얼거리면서 병에 대해 생각하면 이상해 보이지 않을까.〉

말문이 막혔다. 이건 잘못된 생각이다. 의사는 혼잣말을 엄청나게 한다. 그걸 이상하다고 생각하다니. 의사는 하나하나 입 밖으로 소리 내며 병에 대해 생각하는 이상한 사람들이다.

보통 사람에게는 현실과 동떨어져 보이는 드라마적인 표현.
주인공이 스스로 본인의 감정이나 생각을 토로할 때 볼 수 있는 연극조의 독백.
다는 아니지만 일부 의사들은 이런 행동들을 실제로 많이 한다.
외래에서 한 번도 본 적이 없는가? 콘퍼런스에 가면 전문 용어들을 하나하나 소리내어 말하고 있는 의사를 꽤 자주 볼 수 있다. 생각하고 있는 것이 그대로 입으로 새어 나오고 있는 의사를. 내가 아는 병리 의사는 현미경을 보고 있는 동안 내내 혼자 떠든다(시끄럽다).

요컨대 내가 의학 드라마에서 제일 리얼하다고 생각하는 부분은 오히려 의사들의 <혼잣말 신>이다.
뭐야, 드라마와 현실의 차이를 쓰라고 했는데 공통점을 쓰고 말았다.
이런 식으로 앞으로 19개나 쓰라는 건가?
암담해졌다. 괜히 한다고 했다. <이 부분을 쓰고 있을 때의 나>는 진심으로 이렇게 생각했다.
그렇지만 편집자가 보내준 제목을 하나씩, 순서대로 반복해서 살펴보는 사이, 마음이 조금씩 변하기 시작했다.

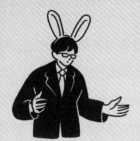

〈병원 안에서는 상식〉
but 〈병원 밖에서는 비상식〉

제목이 절묘하게 촌스러워서 좋다. 특히 〈but〉이 마음에 든다. 이런 주제는 바라는 바다. 이런 주제를 다루고 싶었다. 두 번째 주제는 안심하고 몰두할 수 있겠다.

비교적 많은 사람이 나를 〈괴짜라고 부를 만한 인간〉이라 여긴다.

뭐, 이름과 얼굴, 소속을 모두 드러내고 매일 트위터를 하고 있는 병리 의사, 라는 시점에서 이미 괴짜 빙고의 한 줄이 맞춰진 셈이다. 자칭 〈병리 의사 얀델씨〉니까 변명도 할 수 없다. 이런 사람을 괴짜라고 부르지 않으면 누구를 괴짜라고 하겠나.

꽤 많은 사람들이 나를 괴짜 취급한다. 참견하기 좋아하는 이는 직접 말을 건네기도 한다.

일상적인 대화를 하다가도 높은 확률로,

〈병원 안은 보통 세상과는 상식이 많이 다른 거 같아요〉 같은 화제를 꺼내거나 때론 조금 더 신랄하게 〈너의 상식은 보통 사람에게는 비상식적이니까!〉라며 화를 내는 경우도 있다.

나라는 개인이 비상식적이라는 것은 어쩔 수 없다. 사과할 수밖에.

그렇지만 화를 내는 대상이 나 혼자에 머무르지 않고,

〈의사는 정말 세상의 상식이 통하지 않네.〉

라며 의료인 전체를 싸잡아 비난하면 멈칫하게 된다. 욕하고 싶은 상대가 나뿐이 아니야? 의사 전체를 이렇게 몰아가도 되는 건가.

……대환영이다. 의사 모두 길동무다. 앗싸~.

의료인은 씀씀이가 헤프다?

병원 안과 밖에서의 상식이 가장 차이 난다고 생각할 만한 일이 뭐가 있을까.

금전 감각이려나.

역시 이것일 것이다. 아무래도 돈에 관한 것에 가장 민감하니까.

으레 의사라고 하면 높은 연봉을 받는 직업이란 이미지가 가장 먼저 떠오른다. 그래서인지 무언가 물건을 사면 〈역시 의사 선생님이네〉라는 소리를 듣는다. 신기하게도 비싼 것을 사도 싼 것을 사도 이렇게 말한다. 얼마 전 고민 끝에 노트북 하나를 샀다. 그러자 바로 〈와, 역시 의사네. 컴퓨터같이 비싼 걸 쉽게 사는 거 보니〉라는 말을 들었다.

잘은 모르겠지만 컴퓨터같이 필수품을 사는 것까지 〈역시 의사〉란 말을 쓸 필요는 없지 않나. 그렇지만 세상 사람들은 어쨌든 그냥 〈역시 의사!〉라고 말하고 싶어 하는 것 같다.

그래도 내가 편의점에서마저 저 말을 듣게 될 줄은 몰랐다. 과자를 사는 김에 포켓몬 카드가 있어 한 묶음 샀더니 <역시 의사네. 주저 없이 사는구나>라고 했을 때는 웃음이 나왔다. 아니, 포켓몬 카드라고. 고작 1,500원짜리. 이것 봐, 그냥 그 말이 하고 싶은 것뿐이잖아.

바에서 칵테일을 마셨습니다. 라고 했더니 〈역시 의사〉

하얀 운동화를 샀습니다, 라고 해도 〈역시 의사〉

뭐가 역시, 인지 진짜 모르겠다.

뭘 사도 〈금전 감각이 이상하다〉고 한다. 마흔을 넘은 중년이 특별한 날이라 만 원짜리 음료를 마시는 것도 비상식이고, 일에 필요하지도 않은 78,000원짜리 구두를 사는 것도 비상식이다. 〈좋겠다. 많이 버니까 물

쓰듯이 돈을 쓸 수 있구나.〉

입을 삐죽거리며 내게 손가락질 하는 사람들은 대개 나보다 비싼 옷을 입고 있지만 그걸 지적하면 오히려 더 역정을 낸다.

〈내가 이 옷 사는데 얼마나 고민했는지 알아?〉

아니, 나도 계획적으로 쇼핑하는데.

〈너처럼 그렇게 비싼 음식과 취미에 돈을 쓸 만한 여유가 없다고.〉

하지만 그러는 당신이 훨씬 더 좋은 옷을 입고 있다고.

이런 평행선 같은 대화 속에서 우리는 절대 저들을 이길 수 없다. 세상 상식이 기록된 석판에 <의사들의 금전 감각은 미쳤다>고 선명하게 새겨져 있기 때문이다.

비단 의사만의 이야기가 아닐지도 모른다. 듣자 하니 〈병원에서 일하는 사람들의 금전 감각은 전체적으로 이상하다〉고 일반 상식처럼 퍼져 있는 모양이라 여간 곤란한 일이 아니다.

아는 간호사는 회식이라도 하려 하면 〈역시 간호사네, 씀씀이가 커〉라고 야유를 받는다고 한다.

<간호사는 밤이나 낮이나 교대로 일하니까 생활이 불규칙해서 웬만해서는 놀지 못하잖아. 그래서 그런지 가끔 놀 때마다 돈을 엄청 쓰는구나.>

라는 풍문. 뭐야, 그러면 밤에 일하는 사람들은 모두 씀씀이가 헤프다는 말이 되잖아.

이런 믿음은 생각보다 뿌리가 깊다. 무심코 트위터나 블로그 등을 보고 있으면 의료인 스스로도 〈의사는 금전 감각이 이상하니까〉라든가 〈간호사는 돈을 확 써버린다〉라고 〈자칭〉하는 경우도 있으니까.

금전 감각은 직업과 관계없이 사람마다 각각 다르지 않나. 어쩌다 있는 실제로 씀씀이가 헤픈 의료인이 스스로 저런 말을 하는 걸 보고 있으면 뭔가 저렇게 말하는 것만으로도 욕구가 채워지는 것 아닐까 하는 생각이 든다.

〈상식〉의 본질이 조금씩 보이기 시작한다.

사람은 누구나 다르다. 같은 사람은 없다. 모두 자기만의 고유의 역사를 품고 있다. 좋아하는 것도 싫어하는 것도 다르다. 사실은 같은 점을 찾는 것이 더 힘들다.

하지만 자신과 너무 다른 개체와 소통하는 것은 힘든 일이다 보니 사람은 무의식적으로 자신과 비슷한 개체끼리 모이고 싶어 하고, 자신과 조금이라도 다른 점이 있는 상대는 제외하고 싶어 한다.

이건 아마 본능인 것 같다. 키나 코 높이, 눈 색, 쓰는 말 등이 다른 사람을 만나면 순간 나도 모르게 거리껴진다.

그렇지만 인간은 본능 위에 지성이란 옷을 입고 있다. 영리하고 상냥한 판단으로 차이를 이해하고 〈잠깐 놀랐지만 그것뿐이야〉라고 깨닫고 함께 나아간다. 모두 함께 다양한 색의 사회를 만들어나갈 수 있다.

무심코 방심하고 생각하기를 멈추는 순간 지성이란 옷 속에서 본능이 머리를 내밀어 다른 점 찾기 게임을 시작한다. 우리는 모두 같은데 당신은 왜 다르지? 우리가 가진 것이 상식이다. 한마디로 너는 비상식이라고.

말도 안 돼.

이런 어처구니없는 상황에 병원 사람들이 비교적 자주 휘말리는 것 같다.

의사는 외제차를 타야한다는 풍조

7, 8년 정도 전에 나는 경차를 타고 다녔다. 중고 사륜구동이다.

삿포로는 기본적으로 달리기 쉬운 땅이라 추운 지역치고는 경차가 제법 많다. 중고차도 자주 나온다. 나는 적당한 가격으로 경차를 구입했다.

다만 이 선택으로 모두에게 웃음거리가 되었다.

삿포로의 적설량은 꽤 심각하기 때문에 큰 도로 외의 좁은 도로에서는 이륜구동 자동차를 타면 조금 고생한다. 눈길을 달려보지 않은 사람들은 모르겠지만 이륜구동과 사륜구동은 눈길에서의 제동성이 완전히 다르다. 게다가 나는 때때로 공항에 가기 위해 고속도로를 탄다. 겨울의 고속도로를 이륜구동의 경차로 달리면 꽤 긴장된다. 그래서 가능하면 사륜구동을 타는 것이 좋겠다고 생각했다.

중고차 시장을 둘러보니 주행거리는 제법 되지만 상태가 좋아 보이는 차가 있었다.

스즈키의 Kei라는 차로 차고가 조금 높은 사륜구동이었다.

이거 좋네. 나는 홈페이지에서 판매점 주소를 발견하고 직접 가서 그 차를 샀다.

위와 같이 논리적으로 생각한 끝에 결정한 것이었다. 단지 그것뿐. 그런데 이 얘기를 사람들에게 하면 <역시 별나다>라며 웃었다.

우선, 의사인데 경차를 타고 다니는 게 이상하다고 한다. 경차 사륜구동을 고를 정도면 굳이 경차가 아니어도 괜찮지 않냐고도 했다.

아, 또 있다. 인터넷에서 찾아보고 비교해 보지도 않고 바로 그 가게에 가서 사다니, 성급하네, 라고.

스즈키의 Kei는 괴짜가 타는 차, 라고도 했다.

잠깐만, 이상한 게 나야?

의사니까 고급차를 타라니, 도무지 이해할 수 없다.

내 생활에는 경차가 적합하다고 판단했기 때문에, 나에게 좋은 차는 BMW가 아니라 스즈키의 Kei다.

홋카이도니까 사륜구동을 타는 게 좋지 않을까, 생각하는 게 뭐가 이상해.

이런 의미를 담아 조심스럽게 말하면 모두 다음처럼 말한다.

<아. 의사란 족속은 뭐든 그렇게 이론만 따져서 판단한다니까. 좋아, 알겠어. 네가 맞아.>

힘이 쭉 빠진다.

〈별나다, 괴짜다〉라는 말을 들었기 때문에 내가 생각한 논리대로 차례차례 설명한 것뿐인데 그걸 또 〈행동에 논리적으로 설명이 뒷받침되는 건 원래 이상하다〉고 하다니.

보통 사람은 그렇게까지 깊게 생각하지 않고 그냥 상식적인 쪽을 택한다고 나에게 가르쳐 주었다. 꼼꼼하게 생각하는 것은 비상식적인 짓이라는 것이다.

이런 일이 한두 번이 아니다.

Kei는 경차치고 연비는 별로 좋지 않았지만 고속주행에서도 핸들이 흔들리지 않고 잘 달렸다. 다만 고속도로를 달리다 보면 뒤가 덜컹거려 조금 신경 쓰이기는 했다.

그러다가 어느 날 헤드라이트 한쪽이 고장 났다. 처음 살 때부터 Kei와 어울리지 않는 LED 라이트라고 생각은 했지만, 아니나 다를까 규격 외의 부품이었던 것 같다. 전압 문제로 고장이 나버린 것이었다.

그것을 수리받다가 차를 바꿔볼까 하고 고민하기 시작했다. 좋은 차이긴 하지만 스트레스가 쌓인다.

게다가 병원 주차장에 주차하면 동료 의사들이 꼭 입을 댔다.

<의사니까 좀 더 좋은 차를 타는 게 어때?>

또 상식 이야기인가.

나는 이런 것에 지쳐 버렸다.

때마침 점검할 타이밍이기도 해서 차를 바꿨다. 도요타에서 사려다 근처에 있던 폭스바겐에서 전시용 차를 헐값에 판다는 것을 듣고 일명 〈외제차〉를 사기로 했다.

폭스바겐 본체 가격으로 따지자면 도요타보다 쌌다. 휘발유 차라는 것이 신경 쓰였지만 이야기를 잘 들어보니 폭스바겐은 외제차 중에서 가격이 비교적 저렴하고, 중고차를 잘 고르면 국산차보다도 싸게 살 수 있다고 했다.

여기서 〈상식적으로 국산차〉를 선택해야 하나, 순간 생각했다. 하지만 결국 고민 끝에 폭스바겐을 샀다.

아니나 다를까, 주변 사람들이 다들 〈좋은 차 샀네. 역시 의사야〉라고 했다.

하지만 지인 A가 타고 있는 것은 엘그랜드, 지인 B는 세레나, 지인 C는 파제로, 지인 D가 타고 있는 것은 알파드(*전부 일본산)이다.

지인들 모두 자녀가 있고, 여행이나 캠핑을 다니기 때문에 짐을 잔뜩 넣을 수 있는 대형차를 몰고 있었다. 내 차는 그렇게 크지 않다. 본체 가격을 검색해 보면 그들이 타는 차는 중고차라도 내 폭스바겐보다 평균적으로 비쌌다.

나는 한숨을 쉬면서 대답했다.

<노력해서 샀어.>

모두 웃으며 말한다.

〈역시 의사는 금전 감각이 다르네.〉

〈금전 감각이 미쳤다니까.〉

〈경차에서 외제차로 바꾸다니.〉

〈즐겁게 타.〉

〈축하해.〉

〈잘됐네.〉

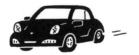

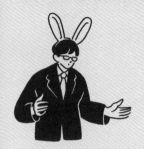

의사가 아플 때
병원을 고르는 기준

역시 이거지. 세 번째 제목을 보고 납득했다.

〈의학 드라마와 현실의 차이점〉, 〈병원 안에서는 상식, but 병원 밖에서는 비상식〉에 이어 〈의사가 아플 때 병원을 고르는 기준〉

편집자의 의도를 파악해 본다.

진지하게 쓴 첫 번째와 두 번째 주제를 통해 <병원이란 곳은 이렇게 특수한 곳>이라는 분위기가 전달됐을 것이다. 그다음에 〈의료인 자신이 아플 때 병원을 고르는 기준〉에 대해 쓰라고 하다니, 흐름이 재미있다.

우리는 일반인과는 다른 눈으로 병원을 보고 있으므로 아플 때 병원을 고르는 기준과 신경 쓰는 포인트 역시 다를 것이다. 병원에서 일하지 않는 사람보다는, 병원의 현실에 대해 잘 알고 병원만의 독특한 상식 속에서 근무하고 있는 사람의 시선이 더 도움이 될 것이다.

꽤 그럴듯한 흐름이다.

하지만 나는 지금까지 이런 흐름에 저항해 왔다.

의학 드라마와 현실의 차이? 그런 건 형사 드라마와 진짜 형사 이야기의 차이만큼이나 아무래도 상관없는 것이다. 병원 안에서의 상식이 밖에서는 비상식이라는 거? 일일이 다른 점을 신경 쓸 필요 없어. 이 세상에 존재하는 사람의 수만큼의 상식이 있는 거니까⋯⋯.

이것이 지금까지 써온 흐름이다.

그렇다면 이다음에 써야 할 주제는 〈병원을 고르는 기준이요? 여러분과 별반 다르지 않은데요〉가 되어 버린다. 흠. 이런 식으로는 아무래도 면목이 없다.

원래 이 책은 〈병원이란 곳은 어딘가 검은 상자 같은 점이 있지. 안에서 무엇을 하는 걸까? 궁금하네. 아, 여기 좋은 책이 있구나〉하고 집어들 수 있는 책이 될 예정이었다.
그런데 지금까지 〈다를 게 없어요〉, 〈똑같아요〉 같은 말만 반복하고 있으니 편집자도 독자도 당황했을 것이다.

이 책을 살 사람을 좀 더 생각하면, 일반적으로 알려진 인식과 현실과의 차이를 교묘하게 짚어가면서 조금씩 아름다운 패러다임의 전환을 담아 팔릴만한 책을 완성하는 편이 좋을 것이다. 그럼에도 불구하고 내가 쓰고 싶은 것과 생각한 것을 오롯이 담아보려 한다. 그다지 영리한 글쓰기는 아닐지도 모르지만.
지금까지는 그저 날아온 공을 되받아치는 데 급급한 정도로 글을 쓰다 보니 아직 책 한 권을 전체적으로 아우를 수 있는 단단한 기둥이 보이지 않는다. 주제에 맞춰 대답하면서 마지막에 착지해야 하는 곳이 어딘지도 잘 몰라 아직 우왕좌왕하고 있다. 착지하는 곳이 편집자의 원래 의도와 다소 어긋나면 어쩌지 하는 걱정도 든다.

편집자를 골탕 먹이려는 것은 아니다.
그렇지만 거짓말을 쓸 수는 없다.
나는 그런 사람이니까.
그렇다면 무엇을 써야 할까….

굳이 말하자면

내가 아플 때 병원을 고르는 기준.

그것은 아마 <사람>일 것이다. 그 외에는 없다.

나와 같은 〈사람〉이 일하고 있고, 나와 같은 〈사람〉에게 의료를 팔고 있다. 기본적으로 돈을 내고 받는 서비스지만 거기에는 〈사람〉 사이의 정이 졸졸 흐르고 있다.

환자에게는 여러 가지 사정이 있고, 다양한 생각이 있다. 환자들이 병에 대한 불안감과 고민 등을 가지고 병원에 다니는 것처럼 병원에서 일하고 있는 사람들도 각자만의 사정이 있어서 생각하고 고민하면서 불안을 감추며 일하고 있다.

사람과 사람이 상호 작용하는 곳이 병원이다. 그것을 알고 병원을 선택하면 된다. 환자만 사람이고 의료인은 무기물인 것은 아니다. 봐야 할 것은 물건이 아니다. 사람. 사람을 보아야 한다.

사람들을 보면 〈명의 100선〉이나 〈환자가 끊이지 않는 병원〉 등 마치 병원을 온천이나 관광명소처럼 평가하고 있다는 느낌이 든다.

이런 랭킹은 과연 의료인을 <사람>으로 취급하고 만든 것인가?

의료 서비스를 상품으로만 취급하고 있지는 않은가?

사람이 사람에게 베푸는 것이라는 관점을 잃고 있지는 않은가?

무언가 고를 때의 자기만의 기준은 무엇인가.

들어가는 돈? 실제로 내가 얻게 되는 서비스의 질? 아니면 사람?

나는 당연히 전부다. 전부 다 내 기준으로 삼겠다.

그중 〈병원을 고를 때〉로 한정하면 〈인성〉이 가장 중요한 판단 기준이다.

아니, 목숨이 걸렸으니까 인성보다는 의료기술의 질이지…… 라고 말하고 싶은 사람이 많을 것이다. 하지만 나는 일반적으로 사람들이 말하는 의료의 질, 또는 의사의 기술을 판단 기준으로 두지 않는다. 사실 의사 개개인의 능력 차이가 분명 있기는 하다. 이른바 명의라고 불리는 사람이 있는가 하면, 환자들에게 별로 인기가 없는 의사도 있다.

하지만 내가 의사이기 때문에 아는 것이 있다.

바로 현대 의료에서 <의사의 실력 차이>가 결정적인 <예후의 차이>로 이어지는 일은 비교적 드물다는 것이다.

명의와 평범한 의사 사이에 다들 생각하는 것 같은 차이는 없다. 어지간한 돌팔이 의사나 사기꾼은 빼고.

예를 들어 내가 어떤 병에 걸렸다고 가정해보자. 스스로 병원을 고를 수 있는 여유가 있을 정도로 증상이 급하지 않다. 그래서 (A)〈나의 병원 지식과 인맥을 총동원하여 야심 차게 고른 병원〉과 (B)〈단순히 가까이 있는 병원〉을 비교해보면 병을 고치는 방법의 차이가 거의 없다. 단언해도 좋다.

그 이유를 확실히 해두고 싶다.

이는 현대 의료가 원칙적으로 근거에 기본을 두고 있기 때문이다.

어떤 증상에 대해서 〈이럴 때는 A와 B라는 검사를 하면 좋다〉라는 것이 통계에 의해 정해져 있고, 어떤 치료를 선택해야 좋을지도 대부분 정해져 있다.

현대 의료에서도 가이드라인이라고 불리는, 〈이렇게 오면 이렇게 하라〉는 바둑의 〈정석〉 같은 것이 존재한다.

그것이 바로 〈표준치료〉다.

번역해 놓으니 그다지 멋진 단어로 보이지 않는다. 〈표준〉이라는 단어만 보면 〈평범〉이나 〈자장면 보통사이즈〉 같은 것이 떠오른다. 하지만 표준치료는 원래 영어에서 온 말이고, 표준은 스탠다드를 번역한 것이다.

의외로 스탠다드란 단어에는 〈평범〉하다는 뉘앙스는 별로 포함되어 있지 않다. Standard는 stand(서다)와 hard(단단하다)가 합쳐진 단어이다.

확신을 가지고, 이것이 우리를 상징하는 깃발이라고, 위엄을 갖춰 우뚝 서서 적과 대치하는 모습이야말로 스탠다드의 본래 뉘앙스다.

한마디로 표준치료는 만전을 기한, 흠 하나 없는 완전함이란 뉘앙스를 가진, 지금 시점의 최강의 치료법을 일컫는 말이다.

의사는 원칙적으로 표준치료를 한다. 거기에 의사의 실력 차이가 들어갈 여지는 해마다 적어지고 있다. 상식적인 의사라면 표준치료만큼은 제대로 해낸다.

반대로 표준치료를 벗어나는 치료를 하는 의사는 예외다. 의사라고 부를 수나 있을까. 그런 놈들을 구별하는 방법은 간단하다.

예를 들어, 홈페이지에 <무조건 낫는다>고 쓰는 사람들. 또는 <아직 세상에 알려지지 않은 새로운 치료를 하고 있습니다>고 쓰는 사람들. 이건 전부 거짓말이다.

환자 입장에서는 〈무조건 낫는다〉고 말해주는 의사를 믿고 싶겠지. 그에게 의지하고 몸을 맡겨서 반드시 병을 고치고 싶을 것이다.

하지만 의료에 무조건은 없다. 좀 더 자세히 말하자면 진정한 명의는 〈십중팔구 낫는다고 생각하더라도 만에 하나 낫지 않을 때를 대비해 만반의 준비를 하고, 그 준비 덕분에 실패를 미연에 방지할 수 있는 의사〉다. 〈무조건 고칠 수 있어요〉 같은 조심성 없는 말을 하지 않는 것이 명의다. 〈내가 '무조건'이라고 생각하고 있는 부분에 오히려 함정이 있을지도 모른다〉고 신중하게 모든 가능성을 고려하는 사람이야말로 명의인 것이다.

〈무조건〉이라 말하지 않는 의사를 선택하는 것이 기본 전제이다.

그리고 〈아직 세상에 알려지지 않은 새로운 치료〉를 홈페이지에 써두는 의사도 멀리하는 편이 좋다.

세상에 알려지지 않은 표준치료라는 것은 존재하지 않는다.

이미 세상에 널리 알려져 다양한 사람이 다양한 각도로 시험해보고 〈이거라면 추천할 수 있어〉라고 당당하게 말할 수 있는 치료가 표준치료다. 이런 표준치료를 일부러 제외하는 의사는 믿을 수 없다.

간혹 일부 대학이나 암센터 등에서 선진적인 치료를 권하는 경우는 있다. 그럴 때는 〈아직 임상시험 중인 새로운 치료로, 부작용도 확실히 모르고 효과도 있을지 없을지 모르지만 그래도 지금까지의 치료보다는 좋을 수도 있다〉고 뚜렷하게 장단점을 제시한다. 그런 것 중에는 확실히 〈언젠가는 표준이 될지도 모르는 치료〉도 있다.

그렇다 하더라도 앞서 말했듯이 효과가 있을지 없을지 모르기 때문에 이런 치료는 매우 신중하게 해야 한다. 상식을 가진 의사라면 대대적으로 선전하려는 생각은 하지 않는다. 홈페이지에 큰 글씨로 저런 문구를 써

둔 시점에서 이미 그 의사는 신용할 수 없다.

이런 노골적인 <돌팔이 의사>들을 제외하면 솔직히 말해 어느 의사를 골라도 크게 다를 바가 없다.

현대 의학은 병을 치료하는 데 있어서 사기꾼 이외의 모든 의사가 〈좋은 의료〉를 제공할 수 있도록 해준다. 〈세상에서 제일 좋은 의료〉라고는 말할 수 없지만 〈보통의 좋은 의료〉 말이다.

거듭 말하지만 중요한 것은 의료기술이 아니라 의료인들의 좋은 인품이다.

의료에는 불합리한 것이 정말 많다.

무조건 나을 것으로 생각했는데 다른 병으로 죽는 사람이 있다. 사기꾼에게 속아서 원래의 수명을 크게 단축시키고 병원에 오는 사람도 있고, 극히 낮은 확률로만 생기는 심각한 부작용이 생기는 사람도 있다.

의료인은 하루에도 몇 번씩 가슴이 찢기고 눈물을 참아야 한다.

실낱같은 기적을 꿈꾸며 새로운 치료를 환자에게 시행했지만 효과가 없었다. 진단이 매우 어려운 병을 앞에 두고 고민하는 사이 환자의 병세가 진행되어 버렸다. 환자 자신은 납득했지만 가족이 격노하기도 한다.

매일 마음이 후벼 파이는 듯하다.

환자는 희로애락을 가진 인간이다. 자신의 병이 나으면 기뻐한다. 하지만 자기 생각대로 되지 않으면 화내고 슬퍼한다.

이를 받아주는 의사 역시 사람인데 의사가 환자에게 화를 내는 것은 좀처럼 용납되지 않는다.

병은 미워하되 사람은 미워하지 말라고 한다. 그렇지만 환자도 착한 사람도 있고 나쁜 사람도 있다.

때로는 의사도 화내고 싶다. 울고 싶다. 하지만 그건 용서가 안 된다.

같은 인간으로서 이런 불균형은 어떻게 좀 안 되는 걸까, 하는 의문마저 든다.

의료인의 정신적인 부담이 너무 크다고 생각한다.

팔은 안으로 굽는다고 제 식구 감싸기로 보일 수도 있지만 나는 실제로 의료인의 〈식구〉니까 이 정도는 양해 바란다.

의료인은 환자 인생의 격랑에 몇백 번, 몇천 번이고 함께 휩쓸린다. 정상적인 정신 상태로 있기 힘들다.

그럼에도 〈좋은 사람〉이 있다.

거기에 뭐랄까… 압도적인 지성을 느낀다.

이렇게 힘든 일인데 어떻게 계속 〈좋은 사람〉으로 있을 수 있는 것일까. 별의별 환자가 다 있을 텐데. 개중에는 마음에 들지 않는 환자도 있을 테지. 사람이니까. 당연하다. 그런데도 왜일까. 사람됨이 좋은 의사가 분명 있다.

어떻게 그들은 〈다양한 환자〉를 응대하는 경이로운 일을 하면서도 여전히 〈좋은 사람〉으로 남아 있을 수 있을까?

우수하기 때문이라고밖에 생각할 수 없다.

실력에 차이가 없다면 좋은 사람을 고르면 된다. 그편이 기분이 좋아서라는 느긋한 이유만이 아니고 좀 더 깊은 의미로 〈이 빌어먹을 의료 현장에서 좋은 사람으로 계속 있을 수 있는 것은 분명 압도적으로 뛰어나기 때문일 거야〉라는 예감을 믿고 싶어서다.

다만 두 가지 주의점이 있다.

먼저 첫 번째. 사기꾼은 언뜻 봐서는 좋은 사람으로 보인다. 그러니까 먼저 <표준치료를 하는 좋은 사람>을 찾을 수 있을지 없을지가 포인트다. 〈좋은 사람이니까 표준치료가 아닌 새로운 치료법을 찾아냈구나〉라는 것은 오해다. 그건 그냥 사기꾼이다.

또 하나 주의점이 있다. 환자에게만 좋은 사람인 척하고, 간호사나 다른 의료진에게는 거만하게 굴고 미움을 받는 의사도 있다. 사람이니까 당연하다. 환자도 그렇겠지. 누구나 집 안과 밖에서의 태도가 다를 수 있다. 비난받을 일은 아니다.

하지만 의사의 인품을 판단할 때는 결국 〈집에서 새는 바가지, 밖에서도 새는지〉를 참고하게 된다. 의사 이외의 의료진이 그 의사에게 어떤 얼굴을 하고 있는가. 간호사나 접수 직원이 의사를 보는 표정이 좋으면 그 의사는 정말로 좋은 사람이라고 생각하게 된다.

나는 그들과 한 식구이니까 무심코 이런 면을 보게 된다.

분명 좀 더 실용적인 지식을 써야 했는데…….

의료인도 또한 사람이라는 것을 반복해서 쓸 수밖에 없었다.

편집자의 의도는 과연 나를 어디로 데려가는 것일까.

점점 더 그의 얼굴을 보기가 민망해진다.

자, 다음 제목은 무엇일까.

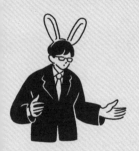

살벌한 병원 안에서 마주치는
훈훈한 에피소드

그런 게 어디있어.

라고 말하고 싶지만…… 실은 꽤 있다.

실제로 나는 매일 병원에서 따뜻하게 웃으며 지내고 있다.

다만, 지극히 평균적인 양심을 가지고 있는 의사라면 〈환자와 관련된 에피소드〉는 쓰지 않는다. 쓰면 안 된다.

그건 환자의 개인정보이기 때문이다.

인터넷에서 어린이 환자가 우리를 웃음 짓게 해준 이야기나 고령의 환자가 우리를 배려하는 따뜻한 말을 건넸다는 류의 이야기를 산더미처럼 볼 수 있지만 나는 그런 에피소드를 쓴 적이 없다. 실제로 이미 2년 넘게 운영하고 있는 블로그에도 환자가 나오는 이야기는 하나도 없다. 실재의 증례를 구체적으로 언급하는 내용을 쓴 적도 없다.

병원이란 특수한 곳이므로 어느 시기, 어느 지역에 있는 병원에서 〈무슨 일이 있었다〉고 쓰면 아무리 모호하게 썼다고 해도 환자는 바로 〈아, 이거 내 이야기다〉라고 알아차린다.

우스운 점은 내가 가상으로 실제로는 없었던 따뜻한 에피소드를 지어내도 꼭 어떤 환자가 〈이거 제 이야기네요〉라고 지적해 온다는 것이다.

보통 사람이 상상할 수 있는 따뜻한 에피소드라는 것은 찾아보면 어디에선가 실제로 일어나고 있는 이야기이다. 그러니 당사자가 우연으로라도 알아채는 거겠지.

원래 허락 없이 환자와의 에피소드를 이야기하면 그건 범죄다(무슨 죄인지는 모르지만).

그러면 내가 쓸 수 있는 병원 안에서의 에피소드는 자연히 환자와 관계 없는 의료인끼리의 일, 또는 나 자신만의 추억 같은 것뿐이다.

뭐, 그것만으로도 좋을 것이다. 〈병원 안에서 마주치는 훈훈한 에피소 드〉인 것은 맞으니까.

다만 이 주제에 대해 한 가지 더 신경 쓰이는 부분이 있다.

바로 〈살벌한 병원 안에서〉라는 문구다.

왜 전제가 〈살벌〉이야.

어쩌면 편집자는 의료 업계뿐만 아니라 다른 업계의 속사정을 풀어낼 때 도 〈살벌한 당신의 직장 내에서〉와 같은 식으로 '살벌'이란 수식어를 습 관적으로 붙였을지도 모른다. 충분히 있을 법한 일이다.

사실 의료 업계만의 이야기는 아닐 것이다.

드라마나 만화, 인터넷을 보고 있으면 어떤 직장이든 대개 살벌하고 트 위터에도 그런 푸념이 가득하다. 〈따스한 직장의 에피소드〉 같은 건 어 디서도 보지 못했다.

소설이나 인터넷의 글들을 믿는다면, 인간 사회는 근본적으로 살벌해 보 인다.

그렇지만 사실 그런 이야기들은 편파적으로 쓰인 것이라고 생각한다. 원 래 불만의 소리가 더 크기 마련이다. 살벌한 직장에 근무하고 있는 사람 들은 할 말이 많아지고, 훈훈한 직장에 다니는 사람들은 불평이 없어 자 연스레 과묵해진다.

그러니 세상에는 살벌한 이야기만 범람하고, 그래서 세간에 떠도는 직장 이야기를 듣다 보면 자연스레 편견이 생긴다.

의료 세계도 마찬가지다.

극적인 순간만 오려낸 이야기가 세상에 퍼지면서 의료 현장은 마치 초단위로 항상 죽음의 공포와 싸우고 있는 이미지로 보이지만 사실은 다 그런 것도 아니다.

예를 들어 나는 다른 의료인들이 사용할 자료를 과학적으로 준비하여 내놓는 류의 일을 하고 있다. 병리 의사는 환자에게서 적출된 장기의 일부나 전부를 해석해 임상 의사들이 사용하기 쉽게 정리하고 기록하는 직업이다.

취급하고 있는 데이터나 서류는 진짜 〈생명에서 잘라낸 것〉으로 환자에게 있어 〈죽느냐 사느냐〉하는 열쇠가 되는 귀중한 일부분이다.

그렇다고 해서 생명이 걸린 문제니까 항상 전투 모드로 바짝 긴장 한 채 일할 필요는 없다. 그런 것은 아마추어다.

기본적으로 분석과 분류는 냉철하게 해야 한다.

머리를 쓰는 일이라 손을 쓰는 것보다 얼마든지 빠르게 할 수 있다.

일의 총량이 근무시간과 비례하는 것도 아니다.

어디까지나 침착하고 신속하게 하면 되는 일이다.

그리고 뭐, 다른 임상 의사에 비하면 내 생활은 꽤 여유가 있는 편이다.

온종일 편안한 마음으로 일하는 편이 일의 결과도 더 좋다.

덧붙여 말해서 이런 것은 병리 의사만의 특권이 아니다. 병원 곳곳에 존재한다. 의료인 모두가 이단 평행봉 사이를 획획 날아다니듯이 살고 있지는 않다.

아프지 않아요.

무섭지 않아요.

대체로 직장인은 자기 직장이 살벌한 것에 대해서 많든 적든 〈피학적 쾌감〉을 느끼는 것 같다. 쾌감이 아니라 불만을 잘못 말한 거 아니냐며 의문을 가지는 사람들이 있을지도 모르지만, 내가 직접 느낀 바로는 살벌함에 대해 불만을 토로하기보다는 오히려 무용담처럼 떠벌리는 경향이 있다.

생각해보면 과거의 나에게도 그런 점은 있었다.

예전 근무시간은 지금보다 몇 배는 더 길었다. 내 일이 이렇게 고되다는 것을 사람들에게 은연중에 알리고 싶어 안달이었다. 퇴근을 하지 못하는 것이 자랑스러웠다. 일에 치여 잠이 모자란 것을 알아주길 바랐다.

하지만 지금은 매일 8시간은 자고 있고, 읽고 싶은 책도 읽고 있다.

쉬는 날이면 차를 타고 드라이브를 하러 가거나 쇼핑을 하거나 온천에 가기도 하는, 고된 직장 생활과는 먼 생활을 하고 있다.

그럼에도 지금의 내가 예전의 나보다 훨씬 많은 일을 해내고 있다.

인생은 복잡하고 잴 수 없다. 나는 매일 생명을 다루는 일을 하는 것 치고는 상당히 고요한 정신 상태를 유지하고 있다.

여유를 가지고 일을 하는 것이 〈나쁘지 않다〉고 〈오히려 그렇게 하는 것이 좋다〉고 말할 수 있게 되기까지는 부끄럽지만 꽤 많은 시간이 걸렸다. 〈느긋하게 일하고 있다〉고 당당하게 말할 수 있게 된 것은 어쩌면 내가 중년이 된 증거일지도 모르겠다.

훈훈함은 가까이에

병리검사실 입구에는 큰 화이트보드 모양의 달력이 놓여 있다.

병리기사 중 한 명이 거기에 귀여운 삽화를 여기저기 그려넣고는 했다. 병리학회가 개최된 날에는 〈병리학회〉라는 글자 주변에 토끼나 강아지가 귀엽게 그려져 있었다. 내가 몽골에 출장을 갔을 때는 양 모양 일러스트 안에 〈몽골!〉이란 춤추는 일러스트가 그려져 있었다.

우리는 매일 그걸 보면서 귀엽다며 좋아했다.

그런데 어느 날, 이 그림들이 약간 문제가 되었다.

장기는 환자의 몸 안에서 적출된 것으로(당연한 거지만) 우리 병리 의사들은 그것을 육안으로 관찰하고 평가를 하고, 어디를 프레파라트*로 해야 할지 고민하며 침착하게 〈병리 진단〉을 내린다.

병리검사실의 화이트보드는 임상 의사들이 장기를 두고 가는 테이블 바로 옆에 있었는데 병소가 포함된 중요한 환자의 일부가 기분 좋게 꾸며진 화이트보드 앞에 놓이게 되는 것에 거부감을 나타내는 사람이 있었던 모양이다.

〈여기는 병원이지 집이 아니잖아. 저렇게 화이트보드에 예쁜 그림을 그리는 건 좀 아니지 않나?〉

자숙을 요구하는 통보를 받았다.

---

*현미경 관찰용 표본. 두 장의 유리 사이에 끼워 밀봉한 것

이 이야기를 듣고 뭐야, 진짜 꼰대 같네, 좋은 게 좋은 거 아닌가, 라고 생각했다.

즐겁게 일하는 게 뭐가 나빠.

병원의 주 고객은 고통받는 환자니까 의료진도 인상을 쓰고 정숙하게 일해야 한다는 마음이 이해되지 않는 것은 아니다. 그렇지만 이곳은 환자가 줄을 잇는 외래도 아니고 그저 환자의 일부를 병리학적, 통계학적으로 취급하는 학술적인 장소가 아닌가.

우리는 병원 직원인 동시에 학문을 연구하는 사람들이다. 소년이여, 야망을 가져라! 이런 것도 하지 않고 뭐가 병리학이란 말인가.

나는 이 〈훈훈한 것 금지령〉에 미약하게나마 반발했다. 뭐 어때, 라고.

하지만 대놓고 반론하지는 않았다. 앞장서서 화이트보드 그림 보호를 외칠 만큼 크게 신경 쓸 정도의 마음은 들지 않았다.

귀여운 일러스트를 그린 죄로 책망받은 기사는 조금 풀은 죽었지만 그래도 기죽지 않고 그림 대신 귀여운 글자로 조심스럽게 화이트보드를 채워나갔다.

그리고 어느 날, 나는 〈경로敬老의 날〉이 〈경로敬勞의 날〉(*일할 '노')이라고 잘못 쓰여 있는 것을 발견했다. 〈뭐, 노동을 공경하는 것은 나쁜 게 아니니 누가 뭐라 하진 않을 거야〉라며 웃으니 그 기사도 즐겁게 웃어서 내 마음이 무척이나 따뜻해졌다.

병원에서 매일 생명을 다루는 일을 하고 있다고 해서 온종일 사방팔방으로 찌푸린 얼굴을 하고 다닌다면 무엇보다도 중요한 머리가 잘 돌아가지 않는다.

뇌는 지성과 마음을 담고 있는 곳이다. 즐겁게 일하는 것이 마음에만 좋은 영향을 주는 것은 아니다. 마음의 이웃인 지성도 잘 돌아갈 수 있게 한다.

그런 것을 모든 직원에게 간곡히 말하고 다닐 수 있을 정도로 나도 일에 여유가 있는 것은 아니다. 하지만 병원은 본디 생사의 갈림길에 있는 곳이라며 대나무처럼 꼿꼿한 자세를 유지하다 오히려 부러져 버리는 건 아닐지, 그럴 바에는 그냥 좀 휘어진 상태로 있는 것은 어떨까 싶다.

제목을 몇 번이나 다시 보았다.
내가 쓴 것을 읽어 본다.
점점 무언가가 보이기 시작하는 것 같다. 하지만 아직 잘은 모르겠다.
점점 이 전개가 즐거워졌다. 다음 제목은 뭘까.

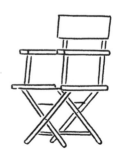

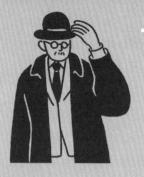

공연 시작 전 주의사항

게 차갑고 무서운 곳?
가기 싫은 의사가 있는
동떨어진 장소일지도
대관계 차갑게 보이는
의료에 대해 좀 느긋하게 말해 줄 수
라마와 현실의 차이점은? <병원 안
의사가 아플 때 병원을 고르는 기준
소드 **제2장** "의사"의 진짜 모습 대해
세계? 못 해 먹겠다! 라고 생각하는
의사 선생님들 의사 자신의 건강에
"병에 걸리다"의 진짜 모습 - 의료 크
것은 어떤 뜻인가? 모두가 궁금해하
<진단>이 필요하다. 입원해도 좀치
제4장 "의사와 환자"의 진짜 모습 -
그리고 지식 단순히 병의 종류가 아니
말을 쓰지 않는 의료인 vs 사이비 의
선생님의 책이 어떻게 베스트셀러가
와 의료의 모습 어느 병리 의사 Y의 스

는 말) **서장** 병원이란··· 왠지 모르
란 집에 빨리 가고 싶은 환자와 집에
병원이란 일반적인 <노동 논리>와는
이 잘 알지 못하는 의사와 학회의 유
커뮤니케이션 능력에 대해 병원과
? **제1장** "병원"의 진짜 모습 의학 드
상식> but <병원 밖에서는 비상식>
병원 안에서 마주치는 훈훈한 에피
동네병원의 의사 구태의연한 의사
지금까지 만났던 유달리 개성 강했던
사가 글을 쓴다는 것에 대해 **제3장**
신 것을 환영합니다. 병에 걸린다는
>이란 어떤 병일까? 병과 싸우려면
사를 만날 수 없는 이유
의료 극장 의사와 환자,
들을 알자 <무조건>이란
섬기로 소문난 병리
까? 앞으로의 환자
커튼콜> (끝으로)

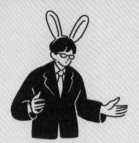

대학병원과
동네병원의 의사

많은 사람들이 대학병원과 동네병원의 진료가 다를 것이라 생각한다. 물론 나도 그렇다.

다만, 내가 생각하는 차이점과 세상 사람들이 생각하는 것은 미묘하게 다를지도 모른다. 그에 대해 써보고자 한다.

좋은 주제라고 생각했다. 나도 이제 익숙해져 가는 것일까.

대학병원은 고도로 전문화된 진단과 치료를 하는 곳이다.

〈병명을 정하는 것〉

〈병의 정도를 파악하는 것〉

〈치료를 하는 것〉

이 중 하나에서 매니악한 수단을 취해야 할 때 대학병원이 활약한다.

〈매니악〉 이것이 바로 대학병원 의료의 가장 큰 특징으로 좀 더 전문적이고 집중적이란 의미로 본다.

그래서 〈고도로 전문화된 진료〉는 수준이 높다기보다는, 매니악이라는 의미로 보는 것이 맞다.

작은 병원이라고 수준이 낮은 것이 아니다.

예를 들어 위에 카메라를 넣어서 위의 암을 도려내는 ESD(내시경적 점막하박리술)라는 기술이 있다. 15년 전쯤에는 ESD는 고도의 선진 의료로서 대학이나 일부 상급병원에서만 실시할 수 있었다.

당시 병리과에 견학 온 의대생에게 <ESD가 대학 같은 기관에서만 가능한 이유가 무엇이라고 생각합니까?>라고 질문을 하자 <동네병원에서 할 수

있는 기술 수준을 넘어서는 것 같습니다>라고 대답했다.

아직도 그렇게 생각하는 의사가 있을지도 모른다. 하지만 나는 틀렸다고 생각한다.

사실 지금은 보통 개원의들도 ESD를 하고 있으니 <동네병원의 진료수준>은 그리 낮지 않다.

개업의의 사고력이나 손끝의 기술 수준이 대학병원에서 근무하고 있는 의사보다 낮다는 법은 없다.

그렇다면 왜 선진 의료의 일부는 대학에서만 이루어지는 것일까?

이유 중의 하나는 돈 문제이다.

새로운 치료에는 새로운 제품이 따라오기 마련이다. 전용 기기를 새롭게 도입하는 것만으로도 억 단위다. 이른바 초기 모델의 기기는 눈이 튀어나올 정도로 비싸다.

게다가 앞으로 일반시장에 보급되지 않을 가능성도 있다. 그런 신형 기기를 구입하는 것은 작은 개원의에게는 큰 부담이고 리스크다. 확실히 돈을 벌 수 있다는 것을 알고 나서 사도 늦지 않으므로 보통은 범용화되기를 기다린다.

다른 이유도 있다. <새로운 치료는 이를 증명하기 위해 다수의 사람의 눈을 필요로 한다>는 것이다.

새로운 치료는 <시험적>이라는 의미를 포함한다. 아직 치료가 시작된 지 얼마 안 된 단계라면 예상하지 못한 부작용이 나타날 수도 있다. 환자에게 불이익을 주지 않기 위해서는 여러 가지 체크포인트를 준비해야 한다. 여러 진료과의 협력이 필요하므로 여러 과가 모여 있는 대학 쪽이 여러모로 유리하다.

그 밖에도 몇 가지 이유가 있어 일부의 선진적인 의료는 대학병원 등에서밖에 할 수 없다.

그렇다 해도 그 또한 동네병원 의사의 <수준이 낮아서>가 아니다. 〈매니악한 대응은 대학이 더 자신 있기 때문〉이라는 이유가 제일 적합하다. 이런 건 조금 더 알려져야 하지 않을까 싶다.

매니악파인가, 정통파인가

몸에 이상을 느꼈을 때 무작정 대학병원에서 진찰받는 사람들을 〈어쨌든 매니악한 게 더 우수하겠지, 라고 판단해버리는 타입〉이라 생각한다. 좋게 해석하면 마니아 기질이다.

나는 마니아에 호의적이다. 나도 오타쿠 기질이 있기 때문에 그들의 기분을 안다. 처음부터 대학병원에서 매니악한 치료를 받기 원하는 마음을 틀렸다고 말할 수 없고 말하지도 않는다.

실제로 그런 매니악한 방법이 환자에게 딱 맞아떨어질 때도 있다.

하지만 내 소중한 가족이나 친구가 병원을 찾고 있다고 한다면 처음부터 대학병원으로 가라고 말하지 않는다.

처음부터 매니악한 치료를 받을 필요는 없다고 본다. 나도 나름대로 이에 대한 근거가 있어 내세우는 취향이다.

나는 의료에 있어서는 우선 <정통>을 선택한다.

일반적으로 널리 보급된 〈누구라도 안심하고 받을 수 있는 의료〉를 제일 먼저 받도록 권한다. 매니악한 수단은 그 이후라도 늦지 않다.

가장 정통적인, 누구나 안심하고 받을 수 있는 의료.

당신은 이것이 구체적으로 무엇을 가리키는지 알고 있는가.

표준치료? 이것도 맞지만 그 이전에 더 정통적인 의료가 존재한다. 그 것은

〈의료인이 환자의 이야기를 잘 들어주고
가장 맞는 치료법을 함께 생각해 주는 것〉

이것이야말로 모든 환자가 가장 먼저 받아야 할 정통 의료다.

맥빠지는 말인가?

혹시 만병통치약이나 슈퍼 수술 같은 것이 나올 것이라 기대했는가?

도라에몽*같이 꿈같은 이야기가 가능한 먼 미래에는 환자와의 대화가 필요 없을지 모르지만 현시점, 혹은 가까운 미래까지는 우리가 받을 수 있는 최고의 의료는 언제나 대화로부터 시작된다. 그것이 내 생각이다.

기본적으로 인간의 병은 과학으로 설명된다. 왜 이런 증상이 생겼는지, 어떤 치료를 해야 하는지 정확하게 근거를 통해 제시할 수 있다. 하지만 그것을 보여주는 것만으로는 〈의학〉에 불과하다.

---

*일본 애니메이션. 22세기 미래 고양이 로봇

<의학>이 <의료>가 되기 위해서는 <의술>이라는, 인간성이 요구되는 요소를 필요로 한다.

그런 의술 요소들 중 가장 기본적이고, 가장 먼저 행해져야 할 것이 바로 이것이다.

〈환자의 호소를 제대로 듣고, 배경을 이해한 후에 그 환자에게 딱 맞는, 현시점에서의 최고의 치료를 제안하는 것〉

환자와 이인삼각 달리기를 하듯이 어떤 치료를 선택하면 어떤 진행이 예상되는지, 다른 치료를 선택하면 어떻게 되는지, 같은 것을 생각하고 확실히 결론을 짓는 것.

매니악한 기술이나 선진적인 장치 등은 나중에 천천히 검토하면 된다.

무수히 많은 환자를 대하면서 그 뜻을 헤아리는 것에 능숙해진 프로가 실시하는 지극히 인간적인 <병력청취>

이것이야말로 앞으로의 환자의 운명을 좋게 또는 나쁘게 바꾸어 가는 것이다.

환자의 이야기를 잘 들어주고 환자의 호소나 그 이면에 감춰진 어려움을 진정으로 이해하는 의사라면 매니악한 치료가 필요한 타이밍을 결코 놓칠 리없다. 그리고 동네병원 의사들은 이런 절차에 능숙하다.

보다 매니악한 치료가 필요하다는 것을 알게 되더라도, 그냥 환자를 대학병원에 보내 긴 대기 줄에 세우는 게 아니라 자신의 병원에서 필요한 검사 일부를 먼저 하고 진료의뢰서를 작성해서 대학병원에 보낸다. 그러면 환자의 수고가 덜어진다. 이것이 내 스타일이다.

내가 이렇게 열변을 토하면 어떤 사람은 내 말을 따르고 어떤 사람은 반발하기도 한다.

〈아니, 내 상태는 대학병원에 가야 하는 정도라고 생각해. 아무래도 나 암인 것 같아. 동네병원에서 암을 치료할 수 있겠어?〉

마음은 알겠다. 확실히 암인 경우에는(종류에 따라 다르지만) 한번은 대학병원처럼 큰 병원에서 검사나 치료가 필요한 경우가 많다.

그래도 암같이 〈장기전인 병〉은 갑자기 매니악한 진료를 주로 하는 대학병원을 선택하기보다 먼저 제대로 대화하는 것부터 시작하는 것이 큰 의미가 있다.

앞장에서도 말했지만 〈내가 무조건 고칠 수 있어요〉라고 홈페이지에서 단언하는 개업의는 오히려 위험하다. 어디까지나 중요한 것은 〈대화〉이다.

만약 환자의 사정 따위 알바 없이 오로지 자신이 믿고 있는 단일 개념을 강요하는, 대화가 아닌 설교를 특기로 하는 듯한 수상쩍은 병원에 걸리면 엉망이 된다.

그걸 깨달은 뒤부터 나는 〈암을 의심하는 환자〉라 해도 처음에는 대학병원이 아닌 동네병원 또는 커 봤자 중간 규모의 병원에 가도록 권하고 있다.

그편이 병과 장기적으로 싸우는 데 유리하다고 생각하기 때문이다. 대학병원과 동네병원의 〈일의 차이〉는 대체로 이런 느낌이다. 그렇다면 〈인간성〉은 과연 어떨까. 속해있는 병원에 따라 성격은 얼마나 다를까.

솔직히 말하자면 사람마다 제각각이다. 대학병원에 있으니까 냉혹하다,

같은 고정관념이 통하는 시대가 아니다. 뭐, 그래도 경향이라고 말할 수 있는 것은 몇 가지 있다.

먼저 대학병원에서 오래 일한 사람은 대체로 본인의 사생활이 어떤 상황이라도 흔들리지 않고, 연구열과 성취욕이 높은 독한 타입이 많다. 기본적으로 대학병원은 급여는 낮고, 관련 병원으로의 전근과 대학으로의 복귀를 반복하기 때문에 급변하는 생활에 몇 번이고 적응해야 한다. 한마디로 강하지 않으면 대학병원에서 오래 근무할 수 없다.

이에 반해 개업의는 한마디로 야심 차다. 경영 감각도 있고 장사라는 사실을 잊지 않는다. 개업의는 작은 나라의 주인이기 때문에 당연하다. 자신이 정신 차리지 않으면 먹고살 수 없다.

그렇다고 그들이 돈만 추구한다는 것은 아니다. 반복해서 말하지만 환자를 대하는 시간이야말로 개업의의 진정한 가치다.

그러므로 환자와 잘 대화하지 않으면 장사도 되지 않는다. 일반적으로 이런 〈전면에 나서는 부분〉은 간과되기 쉽지만 의사 본인의 인간성에 강한 영향을 끼치고 있다고 생각한다.

전반적으로 개업하기 전보다 후에 사람들과 더 잘 어울리는 것 같기도 하다.

개업하기 전에는 위암이나 대장암 진료에만 흥미가 있던 소화기내과 의사가 개업 후에는 환자의 고민을 폭넓게 듣다 보니 설사와 변비같이 〈빈도는 높고 종잡을 수 없지만 잘 다스리면 환자가 편해지는 병〉에 대해 공부를 하게 되고, 환자들이 그 의사를 잘 찾게 되면서 결과적으로 암 진료 건수도 늘어난 예도 있다. 〈개업의니까 돈벌이가 제일〉 같은 색안경을 끼고 보는 것은 안타까운 일이다.

중간 규모 병원의 의사들은 대학병원과 동네병원의 딱 중간쯤 된다. 고용되어 월급을 받으니 대학병원같이 불합리한 연구목표를 강요받지 않으면서도 개업의 같이 경영 감각을 곤두세우지 않아도 된다.

그래서 중간 규모 병원의 의사들은 어떠한 타입이라 정의하기도 어렵다. 모든 회사원은 획일적으로 이렇다 하고 말할 수 없는 것과 같다.

대학병원 의사와 개업의 간의 공통점도 있다.

그것은 〈상대가 내 속내를 파헤치려 하는 것에 익숙해져 있다〉는 것이다.

왜 그럴까. 중간 규모 병원에는 이런 사람이 적다는 생각은 들지만….

일단 내 생각은 이러하다.

대학에서 오래 근무한 사람과 개업해서 궤도에 오른 사람, 둘의 인생은 전혀 다를 테지만 둘 다 왠지 〈상대가 내 속내를 파헤치려 한다〉라는 경계심과 동시에 일종의 체념이 보인다.

둘 다 인간관계에 있어서 생각한 것 이상으로 우여곡절을 겪었을 것이다. 일반적으로 사람의 마음을 떠보는 데에 지친 의사는 좋은 사람일 확률이 높다. 그렇게 보이는 것뿐일지도 모르지만.

다만, 무슨 일이든 예외가 있듯 여기에도 예외가 있다.

예를 들어 이미 대학병원에서 오래 일한 경험이 있는 부모를 둔 2, 3세대다. 그들은 부모 세대보다 조금 뛰어나다. 구체적으로 그들에게는 〈강한 캐릭터 느낌〉이 있다.

세간에서 이들에 대해 가지는 이미지와는 달리 나는 딱히 싫은 느낌이

들지 않는다. 이런 사람들은 날렵하고, 의사로서 어떻게 일해야 하는지 순수하게 관심이 있다. 세상의 눈이나 떠도는 말 등 쓸데없는 일에 귀를 기울이지 않고 심지가 굳다.

또 한 가지 짚어야 할 것은 바로 의과대학 동아리 〈산악부〉 출신들이다. 이들의 분위기는 종잡을 수 없다. 그러면서도 강인하다. 그래서 산악부 출신 의사만은 항상 한 수 위로 두고 있다. 이유는 아직 나도 모르겠다.

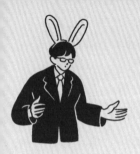

구태의연한 의사 세계?

나는 아직 의료 업계의 〈구태〉, 그러니까 옛 모습을 잘 모른다.

고작 마흔 살이고 아는 윗사람 중 의사가 거의 없기 때문이다. 삼촌 한 분이 소아과 의사지만 시골에서 오래 일해서 그런지 술도 몇 번 같이 마셨지만 그다지 의료 업계에 대한 이야기를 나눠본 적은 없다. 그래서 아주아주 옛날에 의과대학은 이랬다, 대학병원은 대단한 곳이었다, 같은 에피소드는 별로 아는 것이 없다.

이렇게 쓰고 나니 문득 신경 쓰이는 부분이 있다.

<고작 마흔 살이고> 이 부분이다.

〈마흔 살이라도 아직 젊다〉고 생각하는 대목이야말로 어쩌면 의사 세계의 가장 큰 〈구태〉일지도 모른다.

일반 사회라면 어떨까. 40살이면 어느 정도의 위치가 되는 걸까.

어느 정도 일에 책임도 생기고, 예산도 움직일 수 있는 나이이지 않을까? 4년제 대학을 졸업하는 나이가 22살이니 18년 정도 일했다고 계산했을 때* 그럭저럭 베테랑이라고 불리기 시작하는 나이일지도 모른다. 적어도 에이스의 나이대 일 듯하다.

하지만 예전의 의학계는 이렇게 생각하지 않았던 것 같다. 적어도 과거의 가치관을 가지고 있는 나에게는 그렇다.

---

*일본은 만 나이를 사용

몇 가지 이유가 있다.

우선 의대는 6년제이다. 다른 일에 비해서 사회진출이 조금 늦다.

게다가 사회에 나와서도 인턴이니 레지던트니 해서 수련 기간이 길게 계속된다. 수련이 끝나면 이번에는 전문의, 그다음은 지도의로 시험이 이어진다. 수업이 언제까지고 지속되는 느낌이다.*

게다가 내 경우에는 대학 졸업 후 바로 대학원에 진학했다. 의학박사 과정은 무려 4년이나 된다. 대학과 대학원을 나온 것만으로도 이미 28살이 되었다. 그때부터 일을 시작했으니 40살이라고 해도 임상경험은 아직 12년 정도뿐이다.

그래서 고작 마흔 살인 자신을 <아직 젊다>고 생각한다. 세상은 그렇게 보지 않겠지만 말이다.

만약 지금 의료계에 있는 사람이 모두 나와 마찬가지로 〈마흔 살은 아직 젊잖아〉라고 생각하고 있다면 그것이야말로 〈구태의연〉일지도 모른다.

하지만 시대는 점점 변하고 있다.

의사는 예전만큼 대학원에 진학하지 않는다.

〈의국제도〉라고 하는, 대학과의 연계나 연줄을 잇는 구조도 약해진 지 오래다.

그 결과, 젊은 의사들의 행동의 자유도가 높아졌다. 수련을 받고 싶은 곳을 모두 자신이 직접 선택할 수 있게 되었고 대학이나 윗사람의 사정 때문

---

*의대 6년, 인턴 1년, 레지던트 4년, 펠로우 평균 2년의 수련 기간을 거친다.

에 전근 등을 하는 일도 없어졌다.

자신이 장래에 어떻게 되고 싶은지에 따라 커리어를 만드는 방법이 완전히 바뀌었다.

물론 지금도 옛날처럼 대학 의국에 몸담고 도제 제도 밑에 들어가 실력을 닦는 의사도 있다. 이런 방식은 상당히 합리적인 점이 많으므로 옛날 방식이라고 해서 우습게 볼 것은 아니다.

그렇지만 이전에는 애초에 선택지가 없었다. 의국에 들어가 학위를 따는 것 이외의 방법으로는 미래를 꿈꿀 수가 없었다.

그에 비하면 지금은 모두 의국에 들어가지는 않아도 된다고 말하니 격세지감이 든다.

낡은 방식이 가지고 있는 이점도 언제까지 지속될까 싶다.

현대 의료에서 도제제도가 가지는 역할의 유통기한은 앞으로 얼마나 남아 있는 것일까. 제철이 지나고 유통기한도 지난, 냉장고의 짐이 된 것은 아닌가.

요즘 의사의 진로

〈40세〉라는 나이가 갖는 의미는 최근 10년 동안 많이 변했다.

요즘 의사들은 30대에도 거침없이 개업한다.

은행에서 돈을 빌려주기야 하겠지만 비의료계에서도 창업이 붐이 된 지 오래고 의사가 창업(≒개업)을 하기 위한 방법도 예전보다 훨씬 다양해졌다. 〈실력도 다 닦지 않고서 개업이라니, 무슨 짓이야〉라는 말은 이제 구닥다리다.

시작 연령이 젊을수록 새로운 도전과 틈새시장 진입이 가능해진다. 환자의 세세한 요구에 적극적으로 대응할 수 있고 신기술을 마음껏 사용하는 의료를 지향할 수도 있다. 물론 거창하게 망할 확률도 있겠지만.

반대로 40살 정도까지 다른 직종에서 일하다가 돌연 의사를 목표로 하는 〈중년 전향조〉도 있다.

내가 다니는 병원에도 전혀 다른 직종으로 해외 부임까지 다녀왔으면서 의사면허를 따기 위해 대학에 다시 들어와 수련을 받는 사람이 여럿 있다.

옛날 같으면 〈그 나이 먹고 의사가 돼서 뭐 하게? 제대로 된 의사가 됐나 하면 곧 정년이잖아〉하고 비웃음을 샀을 것이다.

그렇지만 본인의 남은 수명을 잘 계산해 보면 몇 가지 일을 하다가 의사를 목표로 해도 앞으로 꽤 오래 일할 수 있을 것 같다.

요즘 세상에 <인생은 한 번뿐>이란 말은 좀 낡은 말일지도 모른다.

같은 40세라 해도 커리어에 상당히 폭이 생기고 있는 것이 현실이다.

의학계의 젊은 세대는 점점 더 다양한 진로를 개척하고 있다.

이런 시대에 살면서도 〈의사는 45세가 넘어야 겨우 제대로 된 의사 노릇을 할 수 있다〉든가 〈한 번뿐인 인생, 열심히 도전해야 한다〉 같은 가치관을 가지고 있는 의사도 있다.

남의 일처럼 썼지만 나야말로 그 좋은 예시일 것이다.

나는 〈구태의연〉하게 살아가는 의사다.

젊은 의사들의 변화를 보고 있으면 음악의 역사가 연상된다.

과거에는 비즈, 미스치르, 사잔 올 스타즈, 아무로 나미에 같은 빅 아티스트들이 CD를 200만 장이나 300만 장씩 엄청나게 팔았다. 한 시기의 히트송을 모든 국민이 공유했다.

마이너나 인디 애호가는 어디까지나 소수파였다. 수많은 젊은이들이 큰 기획사에 들어가 억만장자가 되는 것을 꿈꾸며 라이브하우스에서 치열한 경쟁을 벌이고 있었다. 하지만 우리는 이미 메이저가 된 아티스트들의 음악만 듣고 있었다.

하지만 지금은 CD 1,000장 정도만 팔면 인기 순위에 들어가는 시대다. 음악을 듣는 방법이 다양해졌고, 무료 스트리밍 서비스도 순식간에 일반화됐다.

유튜브에서 무료로 음악을 듣는 사람이 늘어나면서 음원만으로는 느낄 수 없는 매력을 라이브에서 관객의 고막에 직접 전달하려는 현장파 뮤지션이 되살아나고 있다.

일부 아이돌을 제외하고는 메이저 아티스트의 영향력은 급속히 떨어졌다. 그에 비해 SNS 등을 통해 같은 것을 좋아하는 전 세계의 사람을 만날 수 있게 되어서, 마이너 음악 팬이었던 사람(예를 들면 나)들은 현실에서는 결코 만날 수 없을 것 같았던 먼 곳의 인터넷 친구와 음악 이야기를 나누는 것이 가능해졌다.

시대는 우리 주변의 경계선을 새롭게 다시 긋고 있다.

좋은 점만 있는 것은 아니다. 아티스트는 음악만으로는 살아갈 수 없게 되어 부업이 당연시된다.

어떤 가수는 자신이 진짜 들려주고 싶은 음악을 팔기 위해서 어떻게 하면 좋을지 매일 SNS를 통해 팬들과 고민을 나누고 있다.

그런가 하면 CD를 시중에 유통하지 않고 디지털 싱글로 음원 발매를 하는 경우도 늘었다. 모두 분명 음악을 하고 있지만 그 방법은 10년 전과 비교할 수 없을 정도로 변했다.

예전에는 <누군가가 정한 길을 달리는 건 싫어> 같은 반항기 있는 문구가 록 장르에서 유행했지만 지금은 <애초에 길 자체가 없어>라는 문구가 유행이다.

지금도 〈전업 가수〉로서 기염을 토하고 있는 거물들이 있긴 하다. 하지만 왠지 조금 나이 들어 보인다.

세상에 음악이 너무 다양해진 탓에 오히려 옛날처럼 노래방에서 친구들과 다 함께 신나게 부를 수 있는 노래가 적어지고 있다(이른바 모두가 아는 공통의 노래가 없다).

때마침 그것을 알아차린 방송국은 〈옛날에는 누구나 불렀던 노래〉들을 리메이크하는 음악 프로그램을 만들어 40대 이상 중년층의 시청률을 올리고 있다.

거짓말 같지만 진짜인 이야기를 하나 하자면 지인의 아이들 스마트폰에 들어가 있는 노래 리스트에는 요네즈켄시(米津玄師)와 고메고메클럽(米米CLUB)으로 가득하다. 쌀(米)과 쌀(米)이냐는 농담에 다들 정색했다. <'네가 있는 것만으로'는 반 합창곡이었으니 노래방용. '레몬'은 그냥 듣는 용. 요즘은 다들 이래.> 아저씨인 나는 어질어질했다.

10년 이상 변하지 않는 것은 죄라고 할 수 있다.

예를 들어 당신이 10년 전에 어떤 스마트폰을 사용했는지 생각해보자. 기억나지 않을 것이다. 나 역시 그러하다.

지금 다시 찾아보니 요즘 스마트폰이 출시되듯 2005년에는 샤프나 윌콤이 핸드폰을 처음 출시했었던 것 같다.

불과 15년 전만 해도 아직 스마트폰이 없던 시대였다. 이야말로 상전벽해다. 15년 전이라면 내가 대학원생일 때다.

당시 공부했던 내용은 핸드폰만큼 오래된 것이 되었다. 업데이트하지 않으면 일을 할 수 없다.

질병의 분류도 완전히 바뀌었다. 치료 약은 어지러울 정도로 진보하고 병에 따른 표준치료가 〈거의 전부 교체〉되어 있기도 한다.

그런데도 가치관만은 아직 옛날 그대로다.

40세는 아직 애송이.

45세를 넘으면 그럭저럭 한 사람 몫은 한다.

의사면허만으로는 평생 먹고살 수 없다.

병리 의사는 부족한 편이라 일자리에 어려움이 없다.

……참 이상하군. 구태의연이란 바로 이런 것이다.

속내를 슬쩍 비추자면 예전 그대로의 가치관을 가진 것은 〈병원을 바라보는 여러분〉도 마찬가지 아닌가, 하는 생각이 들 때가 있다. 예를 들면…….

〈의사가 병원에서 제일 잘났다〉라는 의견.

뭔가 자신을 너무 비하하는 거 아닌가 싶지만, 압도적으로 옛날 마인드다.

현시대의 의료는 팀 의료이다. 그 팀의 리더는 의사잖아, 라는 지적이 있을 수도 있겠지만 리더라는 게 곧 높은 사람을 의미하는 것은 아니다.

그리고 〈간호사는 의사를 보조하는 직업〉이라는 견해.

깔깔 웃음이 나올 정도로 낡은 가치관이다.

간호사의 전문성은 <유지관리업무>로, 병동 안팎에서 환자의 생명, 활동 그리고 정신을 <유지>하는 일에 대해 병원의 어느 누구보다도 잘 알고 있는 전문가다.

유지업무에서는 의사든 누구든 간호사의 발끝에도 못 미친다.

본디 의사와 간호사는 업무 내용이 다르다. 위, 아래가 없다.

〈의사는 봉급이 높다.〉

이것은 조만간 뒤집히지 않을까 생각한다. 뭐 이 가치관을 가지고 있는 것은 의사도 마찬가지다.

의사는 격무에 시달리니 당연히 많이 벌어야 한다는 태도야말로 아무리 보아도 〈구태〉라고 생각하지만 좀처럼 모두를 납득시키기 어렵다.

이런 식으로 쓰면 진짜 다양한 꼬리표가 뒤에 따라붙어 수습이 불가능해질 것이다.

아무래도 의료계에서는 마음대로라는 이미지가 붙기 쉬운 데다, 한 번 붙어 버린 이미지는 10년이 지나도 20년이 지나도 좀처럼 떼기 힘들다.

이러니저러니 해도 결국 나도 〈구태〉에 푹 빠져 있었으니 변명의 여지가 없다. 의사들이 구태를 벗어나지 못한다면 현대의 의료를 따라가지 못할 것이다.

그렇다면…….

먼저 나부터 〈내 나이 고작 마흔인데〉라는 얼빠진 변명은 그만두고 〈이제 마흔이나 됐으니〉하는 마음으로 엄숙하게 앞으로의 원고를 써나가야 하지 않을까. 40세라는 나이에 부끄럽지 않게 기품 있고 진중한 글을…….

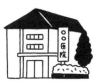

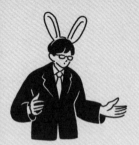

못 해 먹겠다! 라고
생각하는 순간

음. 〈못 해 먹겠다! 라고 생각하는 순간〉이라.

처음부터 〈음〉이라는 기품도 없고 진중하지도 않은 단어를 써버렸네. 어쩔 수 없다.

이 책을 처음 쓰기 시작했을 때에 비하면 이런 제목 형식에는 이제 익숙해졌다. 이렇게 〈제목을 시작으로 무언가를 써나가는 과정〉이 조금씩 즐거워졌다.

못 해 먹겠다, 라고 생각하는 순간이라. 사실 그다지 생각나지 않는다.

최근에 직장에서 심하게 화났던 기억이 없다. 허무하다고 생각해 본 적도 없다.

일은 어땠었지.

뭔가 짜증 나는 일은 없었나.

사실 이런 것들을 생각조차 하지 않는다. 기본적으로 나는 일을 좋아한다.

병리 진단 보고서를 쓸 때면 내 손가락 끝이 만들어 내는 문장을 보면서 〈좀 더 알기 쉽도록 쓰면 좋겠다〉라며 뇌를 열심히 가동할 때 행복하다고 느낀다.

현미경을 뚫어지게 쳐다보면서, 발견만 하면 환자에게는 큰 의미가 있는 세포 모양(소견)을 찾으며 숨을 참을 때, 내 존재의 의미라고 느낀다.

콘퍼런스에서 임상 의사들과 토론을 하며 왜 이 환자에게 이런 일이 벌어지는지 고민하는 시간이 소중하고, 지금 여기서 이렇게 일을 할 수 있는 행운에 감사한다.

하긴, 생각처럼 되지 않는 일도 있다. 하지만 그때 〈못 해 먹겠다!〉 같은 말을 할 정도로 짜증 난다거나 하지는 않다. 오히려 내 뜻대로 되지 않는 때야말로 지성을 시험할 수 있는 기회다.

잘 안 되는 일을 만날 때면 내가 가진 지혜로 어떻게 이 상황을 돌파할 수 있을지 필사적으로 생각한다. 혼자서는 안 될, 팀으로 해결해야 할 일이라 생각이 되면 여러 사람과 팀을 짜서 일한다.

때로는 목덜미가 딱딱하고 뻐근해 어깨도 올리기 힘들 정도일 때도 있지만 충분히 잠을 자고 나면 다음 날에는 회복된다.

이것은 분명 지금 내가 직업적으로 충실하기 때문이다.

일 때문에 〈못 해 먹겠다!〉고 생각한 적은 없다.

그 외에는······.

인간관계는 어떨까.

그러고 보니 최근에 내가 인간관계에서 단념한 점이 있다.

사람은 언어를 사용해 대화하고 그를 통해 어느 정도의 배경이나 상황을 공유하는 것이 가능하다. 하지만 애당초 〈이야기를 나누는 관계〉에 도달하는 상대는 100명에 1명 정도밖에 없다.

그 100명 중의 1명과도 제대로 이야기할 확률은 낮다. 하물며 이야기를 나누지도 못할 정도의 관계의 사람과는 서로 이해할 필요 자체가 없다.

규칙과 매너를 지키고 서로 적당한 거리를 두면 상대의 영역에는 들어갈 수 없지만 대신 내 영역도 침범당하지 않는다.

솔직히 젊을 때는 이 거리감을 잘 몰랐다.

이른바 친화성이 좋은 사람이나 잘 노는 사람, 또는 〈누구와도 금방 친해져서 냄비처럼 뜨거워지는 사람〉과 만나는 것이 불편했기 때문에 나의 공간에 쑥쑥 들어와 영역 표시를 하려는 부류를 경멸했다.

그런 놈들과 함께 있을 바에야 혼자가 낫다고 생각해 혼자서 술을 마시고는 했다.

자주 가던 술집 사장님은 내 그런 점을 잘 알고는 나를 자주 꾸짖었다.

〈너, 그러다가 나중에 생각하면 많이 민망할걸. 알고나 있어.〉

정말 나를 잘 알고 있던 사람이었다. 확실히 지금 그때를 생각하면 조금 쑥스럽지만 그래도 다행이라고 생각한다.

지금의 나는 사람과의 거리를 적당히 유지하는 것에 능숙해졌다.

덕분에 인간관계에서 〈못 해 먹겠다!〉며 주체 못할 정도로 화를 낼 일도 없다.

〈화를 잘 내지 않는 타입〉의 함정

〈요즘은 짜증도 전혀 나지 않고 웬만해선 화도 나지 않아요〉라는 말에는 실은 큰 함정이 있다는 것을 알고 있다.

아래의 내용이 심리학적으로 증명되었거나 의학적으로 옳다는 것은 절대 아니다.

어디까지나 내 개인적인 생각에 불과하다. 하지만 내 안에서는 확신에 가깝다. 나는 가끔 다음과 같은 문장을 외치고 머릿속에 새기며 스스로 경계한다.

**〈금방 화를 내는 사람들은 자신이 무엇에 화를 냈었는지
나중에 스스로 생각해 내지 못한다.〉**

어느 날의 일이다.

항상 무언가에 갑자기 화를 내는 사람(직업은 비밀이지만 의료인)과 말할 기회가 있었다.

친목회 같은 자리였다. 뽑기로 내가 그의 옆자리에 앉게 되었다.

이 사람, 오늘도 또 사소한 일로 짜증 내고 화를 낼까 싶어 맥주를 마시면서도 속으로 잔뜩 긴장하고 있었다.

그런데 그가 이렇게 말했다.

〈아니, 요즘 나 많이 둥글둥글해진 것 같아. 하하하. 이번 주에는 부하에게 한 번도 설교를 안 한 거 있지.〉

주변에 있던 사람들이 노골적으로 기함했다. 나도 놀랐다. 아마 한두 명은 입까지 벌리고 있었을 것이다. 뜨악, 하는 소리가 입에서 나온 것은 아니지만 머릿속에서 울렸다.

오늘도 몇 번이나 이성이 끊겼었잖아. 기억이 안 나는 걸까…… 일부러 하는 말일까?

그렇지만 그 순간 머리가 팽팽 돌아가면서 그때까지 몰랐던 새로운 이치를 깨닫게 되었다.

〈쉽게 화내는 사람〉은 화를 내는 이유가 아주 사소하다. 그들은 사소하고 작은 일로도 분노 게이지를 바로 끝까지 올려버린다. 한바탕 주위를 향해 소리를 지르거나 위협을 하며 주변 분위기를 무겁게 한다. 이런 일련의 행동에 모종의 〈쾌감〉 같은 것을 느끼는 것 같다.

그리고 화를 내는 이유나 자신이 무엇에 대해 얼마만큼 화를 냈는지 같은 것에는 관심이 없다. 왜인지 모르겠지만 분노 회로가 뇌의 보상을 담당하는 부위에 직접 연결된 것 같다.

쾌감을 얻기 위해 화를 내는 것이다.

그렇게 되면 본인에게 있어 중요한 것은 화를 내는 행동 그 자체다. 화를 내는 〈동기〉나 〈이유〉는 아무래도 상관없다.

화를 내서 무언가를 바꾸려는 생각도 없다.

그러니 무엇에 화가 났는지 일일이 기억할 수가 없다.

이렇게 추측했다.

이 장의 처음에

〈요즘 직장에서 심하게 분노한 기억이 없다.〉

〈요즘은 짜증도 전혀 나지 않고 웬만해선 화가 나지도 않아요.〉

라고 썼다.

곰곰이 생각해보면 이건 위험 징후다.

나는 정말 전혀 화를 내지 않는 온화한 사람일까? 종종 눈빛이 별로라든가 무서워 보인다는 소리를 듣는 것은 사실이지만.

그렇다면 내가 알아채지 못한(또는 관심 없는) 것일 뿐 실제로는 사소한 것에 이성이 자주 뚝 하고 끊기는, 뇌의 보상체계에 즉시 노예처럼 봉사하는 타입의 인간일지도 모른다.

과연 인간으로서 괜찮은 걸까.

곤란하다. 화를 낸 적이 없다는 것은 정말 곤란한 일이다.

어떻게든지 최근 뭔가에 폭발했던 일을 떠올리지 않으면 안 된다.

의료인으로서라든지 또는 그런 것과 관계없이 못 해 먹겠다, 정도의 감정. 어디선가 한번은 경험했을 것이다.

그러고 보니…….

SNS를 하다 보면 적당한 거리를 유지하지 않고 갑자기 내 영역 안으로 훅 들어오는 사람이 종종 있다.

하지만 나는 원칙적으로, SNS에서 나를 불쾌하게 하는 상대가 있으면 뮤트(그 사람이 보이지 않게 하는 설정)해버린다.

일단 뮤트해 버리면 나에게 시비를 계속 걸더라도 그 사람의 상태가 전혀 보이지 않기 때문에 더 이상 신경 쓰이지 않게 된다.

현실의 인간관계에서 이런 〈무시〉는 일종의 폭력이다.

그렇지만 제대로 된 친분을 쌓기도 전에 상대방과 갑자기 충돌할 가능성이 있는 인터넷 세계에서는 일방적으로 말을 걸어오는 사람을 뮤트하는 것이 폭력은 아니다.

관계가 시작되지 않도록 할 뿐이다.

그러니 인터넷상의 인간관계에서도 〈못 해 먹겠다〉 할 정도로 크게 화낼 일은 없다.

의사는 화를 내지 않는 것이 좋다.

음. 화를 낸 적이 없는 거 같은데.

내가 일하면서 〈못 해 먹겠다!〉 같은 태도를 드러낸다면 그것은 꽤 폭력적인 메시지를 띠게 되므로 내가 그다지 화를 내지 않는 것은 당연한 일이다.

병원 경영진으로서는 의사가 화를 낸다면 쉽사리 무시할 수 없을 것이다.

병원 입장에서 의사의 의견은 영향력이 있다. 이런 점도 의학계의 구태의연한 관례지만 사실이니 어쩔 수 없다.

이유는 단순히 권위라는 문제에서 기인하기보다는 오히려 경영적인 시각에서 비롯된다.

병원의 수익은 주로 의사의 처방이나 기술에 의존하고 있다. 의사의 업무와 그 외의 업무는 진료수가에서 현격히 차이를 보인다. 그러다 보니 의사의 발언권이 클 수밖에 없다.

정말 고리타분하다.

이런 풍조는 빨리 어떻게든 해결돼야 한다고 생각한다.

하지만 지금으로서는 어쨌든 의사의 발언권이 강하다는 것을 모르는 채하며 행동할 수는 없다.

만일 내가 〈못 해 먹겠네!〉라며 직무를 유기한다면 아주 많은 사람에게 부담을 주게 되고 여기저기에 조정하고 중재해야 할 일이 생긴다.

이것을 알고도 〈못 해 먹겠네〉라고 하는 것은 어떻게 보면 권위를 방패로 한 일종의 괴롭힘이다.

그러므로 절대 화내지 말라고까지는 못 하지만…… 병원에서 의사가 화를 낼 때는 나름의 각오가 필요하다. 〈보통 사람이라면 화를 낼 만하다〉며 이럴 때만 편리하게 자신을 보통 사회인 취급하는 것은 옳지 않다.

극단적으로 말하면 의사는 <존재 자체로 이미 해러스먼트(harassment)>적인 면을 가지고 있다(2018년 시점).

의사들이 분노할 때는 적어도 그 분노가 즉각 지성적으로 다듬어져 개선안이 나오도록 해야 한다. 화를 발판 삼아 상황을 더 나아지게 할 수 있는 방법을 계속 생각해야 한다.

<화를 평화적으로 이용한다>는 이미지를 가지는 편이 좋다.

내가 알고 있는 〈존경받는 의사〉의 조건 중 하나로 〈어떤 불합리한 상황에서도 절대 화를 내지 않는다〉는 것이 있다.

이런 의사를 머릿속 데이터베이스에서 검색해 보면 〈웃는 얼굴〉이 먼저 확 떠오른다. 기본 아바타가 웃는 얼굴이다. 화를 내는 얼굴은 등록되어 있지 않다. 보통 사람이라면 화를 낼 때도 있지만 그들이 화를 내는 모습은 상상하기 힘들다.

〈못 해 먹겠다!〉라고 말하는 의사는 별로라고 생각한다.

음. 나는 아직 감정에 흔들리지 않고 참을 수 있을 정도로 참된 사람이 된 것 같지는 않지만 뭐 괜찮겠지. 책에 이렇게 썼으니 앞으로의 내 분노 스위치는 지금까지의 분노 스위치보다 더 잘 억제될 것이다.

나 같은 소인배는 〈화 같은 거 안 내요. 이성이 끊기는 일이 없도록 하겠습니다〉라고 사람들 앞에서 맹세하지 않으면 존경하는 사람들의 성품을 따라잡을 수 없다.

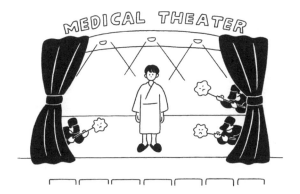

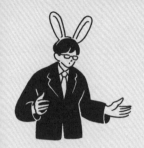

지금까지 만났던
유달리 개성 강했던
의사 선생님들

의사를 가리킬 때는 〈선생님〉이란 말이 붙는다. 이에 더 이상 위화감을 느끼지 않게 되면 의사로서 꽤 경력이 있다는 증거다.

왜 의사는 선생님이라고 불리는 걸까. 누군가를 가르치는 시간보다 배운 시간이 압도적으로 더 긴데.

특별히 겸손한 척하려는 것이 아니고 정말 그렇게 생각한다.

의사뿐만 아니라 모든 의료인은 평생 학생일 수밖에 없다. 새로운 정보를 계속해서 업데이트하지 않으면 환자가 최고의 의료를 누릴 수 없게 되니 우리는 배우기를 멈출 수 없다.

그러므로 의사는 선생님이 아니라 학생이라고 불려야 한다. 환자도 의사를 선생님이라 부르지 않았으면 좋겠다. 누구누구 씨로도 충분하다.

그렇지만 개중에는 진짜 〈선생님〉이 있다.

단순히 가르쳤다, 배웠다는 의미가 아니라 뭐랄까 미묘한 뉘앙스적인 부분에서 〈선생님〉이라는 호칭을 쓸 수밖에 없는 유형의 사람이 몇 명 있다. 이번엔 그들에 관해 쓰자.

환자에 관한 것은 쓸 수 없지만 의사에 관해서는 얼마든지 쓸 수 있다.

첫 번째 사람

첫 번째는 나가시마 가즈오 선생님이다.

이분은 내가 대학에서 처음 병리학을 배울 때 만났던 홋카이도대학 의학부 제2 병리과의 전직 교수이다. 편집자로부터 〈특히 개성있는 선생님〉이라는 제목을 받자마자 바로 떠올린 이름이다.

교직원들은 그의 상징적인 존재감과 압도적인 영향력, 실력, 솔직함, 가끔 보이는 엉뚱함, 그리고 성씨 때문에 <미스터>라고 불렀다.

미스터의 첫인상은 〈신사〉였다.

여러분도 신사라고 하면 떠오르는 이미지가 있겠지만 나에게는 신사의 이미지를 형상화하자면 대략 나가시마 교수가 된다.

틀림없다.

양복을 입고 모자를 쓴 채 느긋이 출근하는 모습을 보고 있노라면 〈남은 건 지팡이뿐이다, 지팡이만 있으면 완벽하다〉고 몇 번이나 망상하고는 했다.

그의 인상은 영국 신사지만 실제로는 독일에서 유학했다고 한다. 신경병리학의 대가로 뇌종양 취급규약 위원을 오랫동안 맡아왔다.

병리학 교수는 크게 <병을 진단하는 전문가>와 <병을 연구하는 전문가> 이렇게 두 가지로 나뉜다.

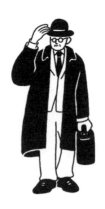

그는 뇌종양 진단 분야에서 최정상급의 천재다.

그리고 퇴직하기 5년 전쯤에 CREST라는 대형 연구비(5년간 무려 50억을 받을 수 있다)를 받았을 정도로 연구 분야에서도 거물이다.

게다가 전국에 많은 문하생과 대학교수, 연구소장 등의 대단한 연구자들을 계속해서 배출해 낸, 교육자로서도 정점에 선 사람이다. 한마디로 괴물이다.

슬프게도 의대생은 이런 것을 알 도리가 없다.

때마침 의국제도의 붕괴 조짐이 보이기 시작한 시대였다. 대학교수라고 하면 으레 낡은 가치관으로 젊은 사람들을 괴롭히는 늙다리거나 연구에 너무 빠진 나머지 젊은 세대조차 경쟁자로 생각해 심술을 부리는 늙은이, 아니면 넘치는 카리스마로 대량의 추종자들을 몰고 다니면서 주위에 피해를 주는 늙은이 중 하나라고 생각했다.

교수와의 만남이란 비유하자면 한물간 늙은이 뽑기다.

병리학처럼 낡고 오래된 학문 분야의 교수는 몇 번을 뽑아도 틀림없이 한물간 사람이 나올 것이라고 미리 체념하곤 했다. 내가 생각해도 말이 좀 심하네.

그런데 그 예상은 완전히 빗나갔다.

그는 스마트하고 쿨했다.

그의 성격을 단적으로 보여준 〈어떤 수업〉이 있다. 이미 여기저기 썼지만 아직도 잊혀지지 않아 여기에도 써본다.

대학 3학년 때였다.

앞 시간이 분자 병리학 강의였는데 제1 병리학 교수가 마우스와 래트를 이용한 실험의학 이야기를 했다. 어렵기 그지없는 면역계에 관한 강의가 무려 한 시간 반이나 이어졌고 고작 15분 쉬고 바로 제2 병리학 교수의 강의가 있을 예정이었다. 우리는 교실에서 교수가 오기를 기다리고 있었다.

하지만 교수는 좀처럼 오지 않았다.

학생들은 이미 앞 시간의 강의 때문에 지쳐 있었다. 앞으로 한 강의만 끝나면 점심시간.

당시 의과대학에서는 누가 정했는지 알 수 없지만 〈강사가 20분 이상 나타나지 않으면 그 강의는 휴강이 된다〉는 법칙 같은 것이 있었다. 교수가 20분이 지나도 오지 않자 학생들은 차례차례 자리를 떠 학생 식당이나 음식점을 향해 사라졌다.

스마트폰 같은 것이 없던 때다. 교실에서 시간을 보내는 방법이 많지 않았다. 내가 속한 검도부의 사무적인 일 때문이었는지 가방에 책이라도 들어있었는지 기억나지는 않지만 어쨌든 나는 우연히 20분이 지나도록 자리에 앉아 있었다.

일명 〈계단식 강의실〉이라 불리는 경사가 있는 교실에는 나를 포함해 10명인가 15명 정도 드문드문 사람이 남아 있었다.

그리고 그곳에 신사가 나타났다.

등을 곧게 편 채 앞문으로 갑자기 들어온 그는 들어오자마자 교실을 둘러보며 이런 말을 중얼거렸다.

〈아이고, 미안합니다. 늦었네요. 그래도 잠깐이나마 강의를 하겠습니다. 사람은 많지 않지만 뭐 괜찮습니다.〉

우리는 놀랐다. 강의하는 거야? 당황하며 교과서와 공책을 펴는 소리가 들렸다.

그러자 교수가 그것을 말렸다.

<아니. 교과서 없어도 괜찮아요. 금방 끝나요. 오늘은 <염증의 4가지 징후>를 가르치겠습니다.>

그러면서 큰 칠판 아래쪽에 영어 단어 4개를 썼다. 영어 단어였던 것 같다. 라틴어였을 수도 있지만 기억나지 않는다.

칠판에 쓰면서 말했다.

<발적, 붓기, 통증, 발열. 이것이 염증의 4가지 징후입니다. 기억해 두세요. 그럼 마치겠습니다.>

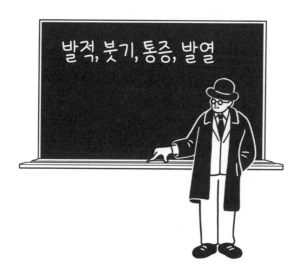

그리고는 곧장 발길을 돌려 나갔다. 교실에 들어온 지 1분도 채 지나지 않았다. 우리들은 어안이 벙벙했다.

결과적으로 나는 이 일로 염증의 4가지 징후를 완벽하게 외웠고 이후 병리학 교실에 흥미를 느끼고 공부하여 대학원에 진학해 이렇게 병리학 의사까지 되었으니 어떤 의미에서는 미스터의 기발하고 신속한 행동은 지극히 높은 교육 효과를 가져왔다고 말할 수 있다.

이런 압도적인 사람과의 체험이라고 하면 그 외에도 몇 명 생각이 난다. 거기에 병리학 의사의 비율은 높다. 그중에 한 명은 진짜 강렬한 캐릭터로 이 사람과의 에피소드는 아마 평생 잊을 수 없을 것이다.

다만 그분의 이름은 여기에 쓸 수 없다. 왜냐하면 내가 그 선생님을 만난 것은 비밀리에 진행된 어떤 프로젝트에서였기 때문이다. 내용도 밝힐 수 없다. 환자뿐 아니라 의사 이야기도 못 쓸 때가 있다니. 유감이다.

……하지만 뭐, 절대로 밝힐 수 없다 해도 어느 정도 얼버무려 쓰는 정도는 괜찮지 않을까 싶다. 그냥 적자. 여기서만 쓰는 이야기니까.

지금 글을 쓰며 생각해도 신기한 일이었다.

나는 이분의 〈제2의 인생 스타트업 돕기〉라는 프로젝트에 불려갔던 것이다.

두 번째 사람

어느 저명한 의사가 지금까지의 경력을 포기하고 제2의 인생으로 병리학 의사를 하려고 했다.

정확하게는 원래도 병리 의사였지만 '연구자'로서 너무 성공해버리는 바람에 오랫동안 병리 진단 업무에는 종사하지 않았다. 다시 말해 병리 연구자였지만 병리 진단 의사는 아니었다는 것이다.

<그래서 그동안 손 놓고 있었던 현장의 병리 진단학이 어떤 것인지 살짝 알려주셨으면 합니다.>

그의 이런 바람은 극소수 높은 분들 사이에서 의논된 후 그 화살이 나에게 날아왔다.

〈이치하라가 하면 좋겠네. 이봐, '저분'에게 지금의 병리 진단 현장을 보여드려.〉

이렇게 쓰니 마치 내가 현장에서 실력파로 이름을 날리는 명의급 병리 의사라서 대가의 재교육에 임명된 것처럼 보인다.

그러나 슬프게도 현실은 완전히 반대다.

나는 그저 이름 없는 시중 병원의 한 병리 의사에 불과하다.

큰 대학과의 연줄도 없고 인사 학벌 싸움에도 말려든 적이 없다. 권력도 없고 이해관계도 없는 곳에 있는 그냥 잡어에 불과하다.

이런 잡어야말로 〈너무 알려진 나머지 제2의 인생을 비밀스럽게 모색해야 하는 사람에게 풍파 없이 은밀히 도움을 줄 수 있는 사람〉으로 적격이다.

그분의 업적은 온 천하에 알려져 있다.

어느 대학에 출입해도 주변에 금세 얼굴을 들켜버리고 만다.

그렇지만 내가 있는 곳이라면 그런 위험 따위 있을 수 없다.

그분은 위대한 병리 의사임에 틀림없지만 병리 진단과는 한참 떨어져 있었다.

일단 현장의 졸병(나 같은 사람)으로부터 일상진료의 현실을 듣는 것부터 시작하면 된다. 최신 병리 진단학 공부는 근무처가 정해져서 주변에 병리 의사로 일하게 됐다고 공표하고 나서 해도 늦지 않다.

분명 이런 정상회담 끝에 내가 선택된 것일 터.

잡어에 불과하니 심부름꾼처럼 편하게 쓸 수 있는 것이다. 눈물이 찔끔 찔끔 떨어진다(구태의연한 문장이네).

나는 그때까지 그분과 한 번도 일로 엮여본 적이 없었다. 그러니까 우리 둘이 현미경을 사이에 두고 마주 앉아 무언가 이야기 나누는 것을 설사 누군가가 본다고 해도 우리가 무슨 관계인지 도무지 알기 어려울 것이다. 그 만큼 멀고 먼, 말 그대로 구름 위의 사람에게 〈병리 진단의 현재〉를 전하게 되었다.

처음에는,

〈아무리 위대한 연구자라도 갑자기 병리 진단에 대해 공부하는 것은 무리이지 않을까.〉

하며 속으로는 이 계획을 싸늘한 눈으로 바라보았다.

그분이 병리 의사로서 진단업무에 마지막으로 관여한 것이 몇십 년 전이라고 했다. 무리다. 무리무리. 머릿속 긍정 회로가 멈춘다. 포기시켜야 한다. 병리 의사 일은 두 번째 경력으로 틈틈이 공부해서 할 수 있을 만큼 만만하지 않다.

……다만.

이때 일종의 도망칠 구멍이 떠올랐다.

본격적인 병리 진단 의사가 되는 것은 힘들겠지만 조금 다른 것을 목표로 한다면 어떻게든 되지 않을까 생각한 것이다.

현재의 병리 진단에는 두 가지 방식이 있다.

하나는 <현미경을 보고 병명을 결정하고 어느 정도 진행되었는지 파악해서 병리 진단서라는 정식 진단서를 쓰는 방식>인데, 이것은 하루아침에 익힐 수 있는 일이 아니다.

그리고 또 하나는 <의사가 아닌 해설자로서 참고의견을 제출하는 방식>이다.

후자라면 누구나 할 수 있을 것이다. 의사면허만 가지고 있다면.

20년 후에는 후자 같은 방식은 아예 없어질지도 모르지만 지금이라면 아직 괜찮다.

그게 멋진 병리 의사인지는 차치하고서 말이다…….

내 의사와 관계없이 높으신 분들이 마음대로 개최를 결정한 〈직장 견학회〉가 시작됐다.

나는 필사적으로 증례를 모아 학습용 슬라이드를 만들었다. 원래라면 절대 공개할 수 없는 직무와 자료. 모든 작업은 업무시간 외의 이른 아침이나 한밤중에 했다. 비록 모든 개인정보를 가린 상태라 하더라도 이 견학회의 내용이 밖으로 새 나가는 것은 있을 수 없는 일이었다.

그 정도로 영향력 있는 사람이었다.

이분이 두 번째 경력으로 병리 의사의 길을 걸을지도 모른다는 사실만으로도 연구자들 사이에서 정치적인 움직임이 생길 가능성이 있었다. 들킨다면 어떤 의미로는 굉장한 스캔들이었던 것이다.

누구에게도 말할 수 없는 이 작업을 몇 개월에 걸쳐 완수하고, 가만히 그분이 오기를 기다렸다.

열심히 만든 프레젠테이션을 보고 있으니 조금씩 기분이 가라앉았다.

아무리 이런 걸 보여주고 며칠 설명한다 한들 제대로 된 병리 의사가 되기에는 턱없이 부족하다.

병리 진단은 그렇게 만만한 것이 아니다.

퇴직 후의 여가생활로, 부담 없는 직장에서 병리 해설자로서 무난하게 병리 〈판단〉을 하는 것. 그 정도면 어떻게든 할 수 있지 않을까.

하지만 그 동안 쌓은 업적이 대단한 분인데. 이런 방법은 좋아하지 않을 것 같다.

마치 내 노력이 헛수고가 될 것 같은 기분.

아아.

그런데,

막상 그분과 만나 15분 정도 대화한 순간 나는 이미 정신적으로 무릎을 꿇고 말았다.

지성의 수준이 너무 높았다.

공백이 있었지만 머릿속에 저장된 병리 진단에 관한 지식은 여전했다.

아마 연구 생활을 하는 동안에도 틈틈이 조직진단 방법을 꾸준히 업데이트해 왔던 것이다.

꽤 세세한 조직 소견에 이르기까지 그는 거의 완벽하게 이해하고 있었다. 최신 면역 염색 사용 방법까지는 모르고 있었지만 확실히 1을 알려주면 56억 8천만을 아는 식이었다.

그와의 지능 차이에 깜짝 놀랐고 이내 깨달았다.

〈이분이 이 정도의 지식을 가지고도 아직 시중 병원의 현장을 보고 싶다고 말한다면…… 게다가 그의 잠재력을 다 알고 나를 소개시켜 준 거라면…… 이건 대충 발을 뺄 수 있는 일이 아니잖아…….〉

나는 우연히 '수십 년 넘게 소중히 보관되어 온 명검'을 다시 갈 게 된 것이다.

칼은 눈 깜짝할 사이에 본래의 빛을 되찾았고, 나는 갈고 있던 칼에 매료되었다.

그가 내가 알려주는 지식 하나하나에 반응할 때마다, 이상한 이야기지만 가르친 것보다 더 많은 지혜가 나에게 되돌아오는 기분이었다. 온몸이 지성으로 휘감기는 느낌.

병리 조직학이 이렇게 재미있는 것이었던가.

이렇게 해서 나는 학생이 되어야 할 사람을 선생님으로 우러러보게 되었다.

〈유달리 개성적〉이라고 할까, 〈유난히 특이〉한 선생님이라 하면 이 두 사람이 바로 떠오른다. 다른 선생님들에 대해서도 언젠가 말할 기회가 있을 것이다.

병리학을 배우는 데는 많은 선생님이 필요하고, 나는 아직도 그런 선생님이 되지 못하고 있다.

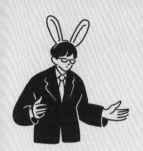

의사 자신의 건강에 대해

좀 와 닿는 제목이다.

의사 자신의 건강이라.

제목이 의도한 대로 글이 써지려나 모르겠지만 조금 생각할 점은 있다.

먼저, 세상의 많은 사람들이 가지고 있을 법한 <의사는 아플 때 자기 병원에서 바로 치료받을 수 있으니 좋겠다>는 생각이다.

분명히 말해두지만 이건 환상이다.

솔직히 말하자면 옛날에는 나도 같은 생각을 했다. 부럽다. 임상 의사는 가벼운 감기 정도는 스스로 어떻게 할 수 있을 테니 좋겠다. 이런 생각들.

하지만 막상 현장에서 많은 임상 의사를 보니 전혀 그렇지 않았다.

의사는 원래 감기에 대해서는 특별한 대처를 하지 않는다. 단지 잠을 잘 뿐이다. 빨리 낫는 비결도 없다. 특별한 것도 없다. 의사 이외의 사람들과 비교해서 특별히 다른 것을 하는 것도 아니다.

여러 가지 이유가 있다.

우선 지식 차원에서는, 의사들이 볼 때 감기는 〈그냥 두면 낫는 것〉이지 〈필사적으로 돈과 머리를 써서 고치는 병〉이 아니다.

감기에 걸리면 대체로 어떤 증상이 나타나는지, 그것은 몸속에서 어떤 일이 일어나고 있기 때문인지, 어떤 과정을 거쳐 언제쯤 낫는지 등을 알고 있으니 감기약이 필요 없다는 것도 안다.

아무것도 하지 않고 그저 쉬는 것만큼 효과 좋은 약은 없다. 사실 쉰다고 해도 감기의 진행 과정에 큰 영향은 없지만 그래도 무리하지 않는 것이 좋다.

그렇다고 의사가 일반인보다 감기에 덜 걸리느냐 하면 그런 것도 아니다.

굳이 과학적으로 말하자면 감기 예방법 중 하나인 손을 깨끗이 씻는 것 이외에는 딱히 생각나지 않는다.

의사라서 할 수 있는 특별한 비법 같은 것은 더더욱 없다.

마스크를 써도 옮으려면 옮는다. 마스크는 어디까지나 자신의 기침 방울을 다른 사람에게 튀지 않게 하기 위한 에티켓이다. 겸사겸사 꽃가루 알레르기 방지에도 좋고.

오히려 의사들은 감기에 걸리기 쉬운 환경에서 지내고 있다고 생각한다. 불규칙한 생활에 영양 상태도 좋지 않다.

게다가 많은 사람을 매일 여기저기서 만나는 직업이다. 〈매일 환자를 만나는데도 감기에 걸리지 않는다니 의사는 뭔가 특별한 예방법을 가지고 있는 게 틀림없다〉며 꼬치꼬치 캐묻는 사람도 있다. 그에 대한 나의 대답은 이렇다.

〈아뇨. 의사도 감기 많이 걸려요.〉

가벼운 감기면 마스크를 하고 손을 씻고 주위 사람에게 폐를 끼치지 않기 위해 할 일을 한다. 감기가 심하면 보통 그날은 쉬고 일찍 잔다. 그것뿐이다.

하긴 의사들은 인플루엔자백신이나 홍역, 풍진 등 온갖 백신을 맞고 있으니 그런 의미에서 감염병은 잘 걸리지 않는다.

한마디로 의사냐 아니냐의 문제가 아니라 단순히 백신 덕분이다. 여러분도 백신은 맞는 게 좋다.

잘 알려지지 않은 것 같지만 현재, 자신이 근무하고 있는 병원에서 본인을 진찰하고 처방할 수는 없다.

당연한 일이다.

자기가 자신에게 적당히 진단을 내려 약을 마음대로 받을 수 있다는 것은 말도 안 된다. 그것이 가능하다면 암거래상이 될 수도 있는 일이다. 록소닌(진통제)을 대량 처방해 친척들에게 나눠주는 그런 일은 절대로 불가능하다.

옛날에는 개업의가 자기 집에 약을 잔뜩 가져가고는 했던 시대가 있었던 것 같다. 하지만 그건 뭐랄까, 다소 느슨했기 때문이다. 현시대에서 그런 행동은 의사 윤리에 위배되는 일이다.

즉, 의사가 병에 걸리면 다른 의사에게 진료를 받아야 한다는 말이다. 다른 의사에게 진료를 받는 시점에서 그 사람은 더 이상 의사가 아닌 〈환자〉가 된다.

의사라고 해서 특별할 것이 없다. 약값이 비싸지거나 필요한 검사를 적게 받거나 하는 일도 없다.

그럼 의사인 것이 아무런 장점도 없냐고 한다면······.

진단이 가능한 것만으로도 불안이 줄어든다.

의사는 〈자신이 감기인지 아닌지〉를 일반인보다 더 잘 판단할 수 있다.

<진단>이다. 치료에 있어서는 의사라서 좋을 것이 딱히 없지만 자신을 어느 정도 진단할 수 있다는 것은 이득이다. 확실히.

사람들이 병원에 다니는 이유를 생각해보자.

설문조사를 해보면 〈병을 고치고 싶어서〉라는 답변이 압도적으로 많다. 하지만 그 심리를 좀 더 깊이 들여다보면 실은 <내가 왜 아픈지 이유를 가르쳐 주길 바라는 마음>이 숨겨져 있다.

몸이 왜 좋지 않은지, 그 원인을 모른다는 불안감은 큰 스트레스다.

병원에서 〈당신은 감기입니다〉라고 하면 순간적으로 〈아, 뭐야. 그럼 집에서 잠이나 잘 걸 그랬네!〉라고 생각하는 사람이 많을 것이다. 환자들이 〈어떡하죠! 약 주세요!〉라며 흥분하지는 않는다.

진단을 받고 불안이 사라지면 그것만으로도 충분한 경우가 꽤 많다고 생각한다.

운동선수의 염좌나 타박상을 떠올려보면 금세 납득할 수 있다.

데드볼을 맞은 선수를 만약을 위해 일단 병원에 데려가는 것은 통증을 멈추게 하기 위해서인가? 아니면 골절 치료를 받기 위해서인가? 그렇다고도 할 수 있지만 그보다 제일 먼저 필요한 것은 〈괜찮아요. 뼈는 부러지지 않았네요. 타박상일 뿐이에요. 5일 정도 안정하면 나을 겁니다〉 같은 진단이다.

경기장을 떠나는 선수를 걱정스럽게 지켜본 사람들은 다음 날 스포츠 신문 구석에서 〈○○선수 타박상으로 전치 5일〉이라고 적혀 있는 것을 보고는 〈아, 다행이다〉라며 안심한다.

진단은 의료행위에 있어 상당히 큰 비중을 차지하고 환자에게도 큰 사건이다.

일반적으로 고령자는 자신의 병이 혹시 큰 병이면 어쩌나 하는 두려움을 안고 산다.

그러다 보니 고령자는 젊은 사람들이 보기엔 별것 아닌 몸살에도 병원을 간다. 진단을 받는 행위 자체가 고령의 환자에게 안심을 주는 것이다.

방금 군이 〈고령자는〉이라고 썼지만 딱히 나이에만 국한된 이야기는 아니다. 나이와 관계없이 몸이 조금이라도 안 좋으면 그때마다 〈나 무슨 큰 병인 거 아닐까?〉라며 걱정하는 사람은 있다.

불안과 걱정은 <기분 탓>이 아닌 의료가 다뤄야 할 대상 그 자체. 치료 이전에 먼저 진단을 받으러 병원에 오는 것이 옳은 것이다.

그리고 가능한 최대한의 사람들이 〈이건 병원에 가야 할 증상이야〉라든가 〈이 정도는 좀 있어 봐도 괜찮다〉 같은 판단을 스스로 할 수 있게 되는 것이 중요하다.

지금 문득 생각났는데 내가 젊었을 때 한 번 원인불명의 병으로 고도의 불안에 빠진 경험이 있다. 〈진단의 강력한 힘〉을 온몸으로 느낀 에피소드이기 때문에 소개하고 싶다.

고등학생 때 나는 원인을 알 수 없는 심한 어깨통증에 시달렸다. 〈원인을 알 수 없는〉이 슬픈 부분이다.

사람은 누구나 책상에 오래 앉아있으면 어깨가 뻐근하고 팔은 저리고 목이 뻣뻣해지는 줄 알았다. 나도 피곤해서 그런 것으로 생각했다.

물론 그런 측면도 있었겠지. 하지만 사실은 목뼈의 각도가 나쁘고 직선에 가까운 탓에 다른 사람보다 어깨 결림이 심한 것이었다. 이른바 일자목이었다. 그걸 그 당시에는 몰랐다.

그래도 운동을 했기 때문에 그 근력으로 어떻게든 목을 지지할 수 있었을 것이다. 그 덕에 두경부의 문제는 오랫동안 나타나지 않았다.

하지만 어느 날, 결국 숨겨져 있던 문제가 한 번에 터져 나왔다.

대학 수능 시험을 며칠 앞둔 1월의 추운 밤이었다.

공부를 하다가 갑자기 목 근육이 굳어버려 머리를 전혀 돌릴 수 없게 되었다. 수능 전에 혹시 감기라도 걸릴까 외출도 하지 않았고 초등학교 때부터 해온 검도도 쉬고 있어 운동 부족이 된 데다가 앞으로 구부정한 자세로 매일 책상에 달라붙어 있다 보니 내 목에 한계가 온 것이다.

목이 머리의 무게를 지지해주는 것을 포기하면 어떻게 되는 걸까.

두개골이 동백꽃처럼 뚝 하고 떨어졌더라면 편했을지도. 하지만 그런 일은 사람에게 일어날 수 없다.

그 결과 내 목은 딱딱한 돌처럼 굳어 움직이지 않게 되었다.

지금 생각해보면 논리적으로 모든 원인을 추측해 볼 수 있다. 수험 스트레스도 있었을 것이다.

하지만 나는 갑자기 목이 돌처럼 굳었다는 사실에 패닉에 빠졌다.

가장 먼저 머리를 스친 〈이거 혹시 뇌경색이나 지주막하출혈 같은 거 아냐?〉하는 생각으로 불안했다. 목이 움직이지 않는 것이 마비가 아닐까, 하는 생각으로 연결됐기 때문이다.

뇌경색과 지주막하출혈, 지금은 둘이 전혀 다른 병에 증상도 다르다는 것을 알지만 아직 의사가 아니었던 내가 그런 것을 알았을 리가 없다.

나는 한밤중에 응급진료를 받았다. 전화번호부(그리워라)에서 응급실이 있는 병원을 찾아 아버지 차로 밤길을 서둘렀다.

나는 차 안에서 눈물도 흘리지 못한 채 절망하고 있었다.

이게 대체 뭐지? 앞으로 나는 어떻게 되는 걸까.

목이 돌아가지 않는다는 것에 숨이 막히는 기분이었다. 수능도 망칠지 모른다. 그것보다 생명이 위험한 병인 것은 아닐까.

응급실에서 나를 진찰해 준 선생님이 무슨 과의 의사였는지는 기억나지 않는다. 하지만 그는 틀림없이 내게 이렇게 말했었다.
<근육의 긴장을 풀어주는 주사를 놓겠습니다.>
그 짧은 말에 내 몸의 이상이 뇌가 아닌 근육 때문이라는 것을 알게 되었고, 그것이 〈긴장〉이라는 친근한 말로 표현되는 것임을 알자마자 훅, 하고 안심이 되었다.
그때 내가 내뱉은 한숨의 결을 지금도 분명히 기억한다.
의사가 놔준 주사가 근이완제였는지 혹은 근막 긴장 완화에 사용하는 생리 식염수였는지는 모른다. 여하튼 그 주사를 맞은 후 상당히 편안해졌다. 집에 돌아와 자고 나니, 그다음 날 증상이 거의 없어졌다.

바른 진단이 주는 안심
꽤 오랫동안 잊고 있던 이야기다.
그런데 갑자기 생각이 났다. 지금으로부터 7, 8년 정도 전이다.
그때도 지금과 같은 병원에 근무하고 있었고, 늘 그랬듯이 늦은 밤까지 컴퓨터로 일을 하고 있었다.
강연에 사용하기 위한 프레젠테이션을 만들고 있었다고 기억한다. 마우스로 작은 도형을 그리고 그걸 수백 개로 조합해 애니메이션을 만들어서 간 조직에서 암이 발생하는 과정을 소개하는 내용이었다.
마우스를 손에 쥐고 화면에 빠져들고 있는데 왼손에 저림이 느껴졌다.

아…….

이번에는 확실히 알았다. 이거 목뼈나 신경 어디에 무슨 일이 벌어졌구나. 나쁜 자세가 원인이라는 것도.

정형외과 쪽은 잘 모르지만 어쨌든 통증의 양상을 보아 어디에 무슨 일이 벌어지고 있는지 대충 알 수 있었다. 그리고 이 저린 증상이 내가 일하는 방식이나 자세, 근무시간, 체력 등에 의해 발생한 것이라는 것도 알았다.

일단은 한밤중에 급하게 병원에 갈 종류는 아니라고 생각해서 그날은 퇴근을 하고 쉬었다.

그리고 다음 날 신경과를 방문했다. 정형외과를 가도 되겠지만 신경과는 신경과 근육의 전반적인 진료가 가능하니 분명 바른 진단을 해 줄 것이고 추가로 정형외과를 갈 필요가 있으면 바로 의뢰를 해 줄 것이라는 확신도 있었다.

주치의는 진단 능력도 뛰어났지만 그 이상으로 사람을 대하는 것이 매우 훌륭한 분이었다. 나에게 잘 때의 베개 높이나 평소의 자세에 대한 상세한 조언은 물론, 현미경이나 컴퓨터의 높이를 조정하는 편이 좋다는 것 등을 자세하게 가르쳐 주었다.

조언대로 하면서 약 2개월 정도가 지나니 저리는 증상은 나아졌다.

신경과 의사 앞에 앉아 있으니 과거 고등학생 때가 생각이 났다.

그때와는 많이 다르다.

증상에서 원인을 찾고 그에 맞는 바른 진단을 받으면 안심이 된다는 것을 의사가 된 나는 이제 잘 알고 있다.

그리고 마음이 조금 복잡해졌다.

……나는 내 왼쪽 손이 저린 이유를 완벽하게는 진단할 수 없었다.
〈의사도 의사 나름〉이겠지.
고도로 세분화된 현대 의학에서는 설사 의사라 하더라도 자기 전문분야 이외의 지식은 거의 없기 때문에 당연한 일이다. 아마추어 같은 판단으로 진단을 할 수 있을 만큼 만만한 세계가 아니다. 의사라고 해서 모든 몸 상태에 정답을 내놓을 수도 없다.
하지만 <내가 어떤 병원을 얼마나 다녀야 안심이 될까 하는 예측>은 할 수 있다.
이런 안도감이나 예측을 의사가 아닌 사람도 터득할 수는 없을까.
의학적인 전문 지식까지 바라는 것이 아니다.
사실 나조차도 신경이나 뼈, 근육에 관한 지식을 다 알고 있지는 않다.
그렇지만 나는 병원을 〈고르는 방법〉이나 〈어떻게 하면 안심이 될지〉를 알고 있었기 때문에 금방 안정감을 찾을 수 있었다. 이런 것을 좀 더 일반화시킬 수는 없을까?

의사가 본인의 건강에 대해 특권처럼 이용할 수 있는 것은 〈치료〉가 아닌 〈진단〉이다. 그리고 〈병원을 선택하는 방법〉에 있어서도 유리한 점이 있다고 생각한다.
병원을 잘 선택하는 방법은 딱히 의사가 아니어도 어느 정도 익힐 수 있을지도 모른다.

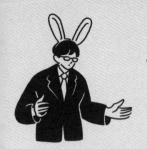

의사가 글을 쓴다는 것에 대해

이 책의 서장에 있는 5개의 수수께끼 같은 글을 편집자에게 보낸 후 서둘러 다시 받은 주제들이 바로 제1장과 제2장의 핵심 이야기가 되었다. 소제목의 분위기가 바뀐 것은 그래서이다.

처음에는 <의사가 쓴 책이라는 제목이라니 시시하다>고 불만이었다. 하지만 막상 제목을 눈앞에 두고 키보드를 두들기기 시작하니 이 부분에 세상 사람들이 얼마나 흥미를 가질지, 이 주제에 대해 의료인으로서 어느 정도로 설명할 수 있을지 여러 가지로 궁금해지기 시작했다. 결과적으로 꽤 많은 것을 생각했다. 시이나 마코토의 〈인도에서 나도 생각했다〉와 달리 나는 책상에서 생각했다. 인도에 비해 책상은 그다지 멋지지는 않지만 나도 일단 〈머리로 여행한다〉라는 블로그 저자이니 여기에 굴하지 않기로 했다. 내 나름대로 (책상에서) 여행을 떠나는 마음으로 사색을 했다.

편집자의 의도는 명확했다. 〈이런 걸 전달했으면 좋겠어요.〉 〈이런 점을 써주세요.〉 그에게 받은 제목에 한 글자 한 글자 더해가면서 나 자신은 무엇을, 왜 전하고 싶은지 자문했다. 게다가 제2장의 마지막 제목이 〈의사가 글을 쓴다는 것에 대해〉다. 나를 꿰뚫고 있구나 싶었다.

책을 쓰는 의사는 어떤 사람인가?

의사는 기본적으로 긴 글을 쓸 시간이 없다고 알려져 있다. 일이 바빠 책상에 앉을 시간조차 없고 늘 피로가 쌓여 있다. 당직 호출로 바쁜데 뭘 쓸 시간이 어디 있겠나. 맞는 말이다.

그래도 사실 의사가 특별히 바빠서 글을 쓸 수 없는 직업이라고는 생각하지 않는다. 반론은 간단하다. 현실에 글을 쓰고 있는 의사가 있으니까.

〈그건 네가 병리 의사라서 그런 거 아닐까? 보통의 임상 의사는 바빠서 책 같은 건 못 쓴다고.〉 이전부터 많이 들은 말이다.

하지만 여전히 내 주장이 틀렸다고 생각하지 않는다. 왜냐하면 내가 자주 읽는 〈구급·ICU 책〉을 쓴 것도 의학계에서도 특히나 목숨 바쳐 일하기로 유명한 응급의학과 의사들이 아닌가.

NHK의 〈종합진료 의사 닥터G〉에 나오는 명의들은 모두 책을 여러 권 낸 사람들이다. 일본과 미국, 어느 나라든 훌륭한 책을 쓰는 응급의학과 의사가 산더미처럼 있다.

이는 응급의료 부분에만 국한된 것은 아니다. 조금만 찾아보면 많이 나온다. 칼럼을 연재하고 있는 내과 의사, 소설을 쓰고 있는 외과 의사, 논픽션을 쓰고 있는 산부인과 의사, 인터넷 기사를 통해 많은 사람들에게 정보를 전달하려고 노력하는 소아과 의사까지……. 셀 수도 없다.

쓰는 의사는 쓰고, 쓰지 않는 의사는 안 쓴다는 그런 말이다.

닥터 맘보* 역시 의사였다.

---

*일본에서 발행된 책, 맘보는 개복치를 말한다.

데츠카 오사무*는…… 의사로 일한 적은 없지만 어쨌든 의사 출신이다.

치넨미키토는 나와 동갑인 내과 의사인데 벌써 소설을 수십 권이나 썼다.

원래 세상의 직업을 가진 모든 사람은 바쁘다. 의사만 특별히 바쁜 직업이 아니다. 게다가 의사도 수련 기간부터 전문의가 된 이후까지 평생 계속 바쁘기만 한 것은 아니다. 의사만 〈바빠서 글도 쓰지 못하는 직업〉이라고 고정관념을 갖는 것은 불공평하다고 생각한다.

적어도 내가 알고 있는 〈글쓰기〉를 하는 사람들은 다양한 직업을 가지고 다들 미친 듯이 바쁜데도 어떻게 해서든지 글쓰기를 해내고 있다. 요즘 세상에 겸업 작가는 당연한 일이다. 불타는 열정으로 글을 쓰는 그런 작가들은 아무리 봐도 웬만한 의사보다 바빠 보인다. 가능하면 가끔씩 따뜻한 차라도 마시며 느긋하게 지낼 수 있기를 빈다.

앞으로 우리가 일하는 방식에 엄청난 변화가 생기거나 혹 AI(인공지능)의 엄청난 발전으로 의사들의 근무시간이 급격히 줄어든다 해도 글을 쓸 마음이 없는 의사는 쓰지 않을 거라고 생각한다.

의사가 글을 쓰기 위해서는 한 가지 기질을 가지고 있어야 한다.

바로 〈글쓰기를 좋아하는 것〉이다.

이것뿐이다.

전체의 10-20퍼센트 정도의 사람은 가끔이라도 글 쓰는 것을 좋아한

---

*우주소년 아톰의 감독, 일본 만화의 아버지

다. 80퍼센트 이상의 사람은 글쓰기를 좋아하지 않는다.

물론 좋아한다고 해서 잘하는 것은 아니다. 대단한 것도 아니다. 혈액형과 같다. 혈액형에 A형, B형, O형 같은 것이 있듯이 글쓰기를 좋아하는 형, 싫어하는 형, 딱히 아무 의견이 없는 형이 있는 것뿐이다.

글을 쓰는 의사는 쓴다.

지금은 SNS 덕분에 찾기 쉬워졌지만 분명 예전부터 그런 의사는 있었을 것이다.

예전에는 의학 잡지 끄트머리에 학술논문과는 관계없는 칼럼 같은 것이 실려 있고는 했다.

그때는 왜 저런 글들이 실려 있는지 몰랐지만 이제는 알 수 있다. 출판사나 학회가 〈10%의 의사〉가 글을 쓸 수 있는 곳을 제공해 주었을 것이다.

사실 의사에게는 독특한 사정이 있다.

그 사정을 참작하면 〈의사가 무슨 책 같은 거나 쓰고 있어〉라고 혼나는 것도 조금 이해할 수 있다.

의사가 만약 글을 〈쓸 시간〉이 있어 〈쓰고 싶다〉라고 생각하면 그때는 에세이가 아닌 <논문이나 써>라는 소리를 듣는다.

지당하신 말씀이다.

자신의 임상경험이나 통계해석, 나아가 기초연구의 결과를 〈학술성과〉로 세상에 내놓는 것 또한 의사의 사명이다.

논문을 쓰는 것은 머리를 싸매게 하는 정말 어려운 작업이다. 간혹 잡지에서 〈논문도 익숙해지면 금방 쓸 수 있어. 그러니 젊은이들은 논문을 자꾸 써보는 게 좋아〉라고 말하면서 싱글벙글 웃는 교수들의 글을 보지만 그건 특수한 예이다.

〈익숙해지면 금방 쓸 수 있는 사람이었기 때문에 교수가 된 것이다〉라고 말할 수밖에 없다. 생존자 편향(Survivorship bias)이라는 말도 있다.

나를 포함한 평범한 의사는 논문 집필이라 하면 사고팔고(四苦八苦), 오리무중(五里霧中), 삼라만상(森羅万象), 생로병사(生老病死), 제행무상(諸行無常)이다. 논문을 한번 쓰기 시작하면 글이고 뭐고 다른 일을 할 정신이 없다.

이런 의미에서 정말 훌륭한 논문을 끊임없이 쓰는 사람은 확실히 다른 글을 쓸 여유는 없을지도 모른다.

하지만 내가 쓰는 논문은 기본적으로 단순하다. 그럼에도 꽤 고생스럽고 때로는 울면서 시간만 보내기도 한다. 이렇게 힘들게 논문을 쓰면서도 동시에 블로그 같은 곳에 무슨 글이든 쓰고 있으니 역시 글쓰기를 좋아한다고 밖에 말할 수 없다.

논문의 메인인 고찰을 쓰고 있을 때 오히려 블로그 글이 잘 써지는 경향도 있다.

어떤 때에도 글 쓰는 것을 멈추지 않았다. 무슨 중독 같은 것일지도 모르지만 담배 중독보다는 낫지 싶다.

쓸 수 있다. 쓰고 싶다. 그래서 쓴다.

I can write 이자 I will write 다.

의사는 무엇을 써야 하는가?

〈의사가 글을 쓴다는 것에 대해〉라는 제목을 보고 계속 생각했다.

can과 will이 should가 될 수 있는 주제가 있을까?

의사라도 쓸 수 있으니까 쓴다는 것은 사실이다.

그렇지만 거기에 더해 <쓰지 않으면 안 되는 이유>가 있을까.

의사가 하는 일은 아무것도 보이지 않는 검은 상자와 같다. 그 안에서는 사람들이 알 수 없는 어떤 일들이 벌어진다. 이것이 바로 의사가 글을 쓰지 않으면 안 되는 이유다.

내가 이때까지 쓴 글에서도 이런 생각이 엿보인다. 무의식으로 그렇게 썼는지도 모른다.

병원에서 통하는 상식이 병원 밖에서는 비상식이네요, 살벌한 병원에서도 사실은 훈훈한 일도 있겠지요? 같은 물음에 〈무슨 말을 하는 거야. 병원에 대해 전혀 모르는구나〉하고 코웃음 치고 마는 것은 쉽다.

하지만 편집자를 포함한 많은 사람이 병원에 대해 전혀 모르고 있다면 그것은 과연 누구 탓일까.

병원은 그 정도로 안이 보이지 않는, 마술사가 사용하는 거대한 상자 같은 존재다.

나는 이번에야 굳게 닫힌 검은 상자를 조금씩 마주 보게 되었다.

편집자의 물음에 하나하나 답을 하면서.

마술을 보는 관객은 현명하다.

거기에 트릭이 있다는 것을 알고 있다.

어떻게 이런 신기한 일이 벌어지는지 놀라워하면서도 마술사가 열심히 만들어낸 트릭과 기술 덕분에 놀랍고 감동적인 마술이 펼쳐진다는 것을 알고 있다.

상자 안에 뭐가 있는지 몰라도 좋다.

〈트릭을 모르는 편이 더 재미있어.〉

그러나 의료가 폐쇄적인 마술 같던 시대는 끝났다고 생각한다.

의료인은 관객이 보고 싶어 하는 장치에 대해 완전히 알려줘도 상관없다. 아니, 알려주는 것이 좋다.

의료인은 상자 속에서 움직이고 있는 〈트릭〉 그 자체이기도 하다. 그들은 〈트릭〉으로서 고군분투하고 있다. 〈트릭〉이 되느라 바쁘다. 그래서 대부분의 〈트릭〉들은 스스로를 알리기 위해 상자 밖으로 뛰어나가거나 하지 않는다.

그래도 〈트릭〉의 10퍼센트 정도는 사람들에게 스스로의 정체를 보여주려 한다. 어떤 〈트릭〉인지 보여준다.

그것이 의사의 글쓰기다.

앞으로의 의료는 AI의 약진에 따라 조금씩 바뀌어 나갈 것이다.

AI가 의료의 모든 것을 바꿔버리지는 않겠지만 일부는 틀림없이 바뀐다.

AI는 환자로부터 얻은 방대한 데이터를 환자에게 환원하는 방식이 의료인의 의료행위와는 조금 다르다.

구체적으로 말하면 AI라는 검은 상자는 열리지 않는다.

컴퓨터의 연산 과정이 너무 복잡해서 우리는 AI가 어떻게 이런 결론을 도출했는지 그 과정을 따라잡을 수 없다.

이것을 〈AI 의료는 트릭을 알아낼 수 없는 마술을 보여주는 것〉이라고 비유할 수 있다. 아마 섬뜩한 사람도 있을 것이다.

그러나 지금까지의 의료 역시 활짝 열린 상자라고 말하기는 어렵다.

이 책을 읽고 있는 사람들 중 몇 명이나 독감 바이러스가 어떻게 사람에게 들어와 작용하는지 설명할 수 있을까.

과연 몇 명이 나롱에스와 이브, 콘택과 록소닌의 차이점을 알고 있을까.

환자는 늘 자신에게 무슨 일이 일어나는지도 모른 채 병에 걸리고 또 낫는다.

때로는 자신에게 무슨 일이 일어나는지 모른 채 죽기도 한다.

텔레비전의 구조를 모르는 채 방송을 보며 즐기고, 스마트폰이나 인터넷 구조를 모르는 채 인터넷을 즐기는 것과 같다.

그래도 상관없었다.

아니, 어쩌면 체념하고 있었는지도 모른다.

〈전부 다 알고 싶어〉라고 사람들이 말하기 시작한 것조차 최근의 일이다.

지금도 환자는 많은 것을 모르는 채로 병원에 다니고 있다.

병에 대해서도 알려지지 않은 사실이 산더미처럼 있고, 병원 내부의 일도 전혀 알려지지 않았다. 의사가 어떤 존재인지, 무엇을 생각하고 어떻게 살고 있는지도 거의 알려지지 않았다.

AI가 아니어도 이미 검은 상자였다.

사람들은 이 깜깜한 마술 상자 속에 무언가를 집어넣고는 나아라, 얼른 나아라 기도한다.

하나, 둘, 셋, 짠! 하고 상자 밖으로 다 나아서 나오면 큰 박수.

낫지 않으면 쇼는 끝장이다.

이런 식으로는 더 이상 안된다는 분위기가 조금씩 커지고 있다. 검은 상자를 열어서 보여주고 싶고 그에 대해 쓰고 싶어하는 사람들이 이제야 슬슬 나타나고 있다.

SNS 등의 발전에 따라 각각의 환자가 가지는 의문이나 불안, 불만, 푸념 등을 폭발적으로 많이 접할 수 있어 글을 쓰고자 하는 사람들에게 더 강한 동기부여가 되었다. 쓴 글도 예전보다 훨씬 더 사람들에게 전달하기 쉬워졌다.

상자는 아주 조금이지만 전보다 열기 쉬워졌다.

바로 그런 타이밍에 마치 구세주같이 등장한 것이 AI다.

AI는 스스로 상자를 열어 보이지 않아도 의료를 진보시킬 힘과 설득력이 있다.

상자 안이 보이지 않는다고 해도 AI를 이용한 차세대 의료가 압도적으로 환자의 만족도를 올릴 수 있다면 환자와 의사 모두 굳이 그 안을 들여다보려 하지 않을 것이다. 마술이 재미만 있으면 되지 트릭이 뭔지 몰라도 상관없잖아.

다시 상자 안을 볼 수 없는 시대로 돌아갈지도 모른다.

그러면 지금 의사가 글을 〈쓴다〉는 것이 어떤 의미가 있을까.

다소 추상적인 말이지만 만약 AI가 앞으로 마술의 주류가 된다고 하더라도 의료는 그것보다 훨씬 더 큰 가치를 가지고 있지 않나 싶다.

의료는 단순히 〈트릭이 있는 상자〉를 가리키는 말이 아닌, 〈마술사와 관객이 마술을 즐기고 있는 장소 그 자체〉를 가리키는 단어라고 생각한다.

한 마디로 의료는 쇼를 보여주는 극장 그 자체를 의미하는 게 아닐까.

극장의 중심부에는 AI라는 상자가 있고, 결코 그 안을 알 수는 없지만 관객에게 놀라움과 감동을 안겨준다.

그 옆에서 의료인은 환자와 이야기를 나누고 화려하고 섬세한 솜씨로 AI 와는 다른 아날로그적인 쇼로 관객들을 기쁘게 해 줄 것이다.

때로는 관객석과 무대가 하나가 되면서.

비둘기가 날고 꽃가루가 흩날린다.

구체적이지 않고 다소 희미한 이미지뿐이지만 이런 것이 미래의 의료가 아닐까 생각하기 시작했다.

미래에 AI로 인해 여전히 닫혀있는 상자가 돼버린 의료 세계 속에 산다 고 해도 <10퍼센트의 의사>가 써야 할 것은 아직도 무궁무진하지 않을까 하는 생각이 든다.

이 책의 뒷부분으로 가면, 내가 이렇게 쓰고 있는 내용이 나중에 여러분 이 의료라는 극장을 체험하는 데 있어 어떤 도움이 될지도 모른다.

적어도 나는 의료인들이 지금까지 사용해 온 트릭을 조금이라도 보여주 고 싶은 마음이다.

이것이 편집자의 의도라면 대단한 극장지배인이라고 생각한다.

이 책의 종착점이 조금씩 보이기 시작했다.

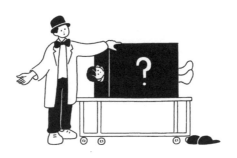

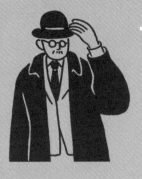

공연 시작 전 주의사항 (

게 차갑고 무서운 곳?

가기 싫은 의사가 있는

동떨어진 장소일지도 /

대관계 차갑게 보이는

의료에 대해 좀 느긋하게 말해 줄 수

라마와 현실의 차이점은? <병원 안0

의사가 아플 때 병원을 고르는 기준

소드 **제2장** "의사"의 진짜 모습 대현

세계? 못 해 먹겠다! 라고 생각하는

의사 선생님들 의사 자신의 건강에 다

"병에 걸리다"의 진짜 모습 - 의료 극

것은 어떤 뜻인가? 모두가 궁금해하

<진단>이 필요하다. 입원해도 좀치

제4장 "의사와 환자"의 진짜 모습 -

그리고 지식 단순히 병의 종류가 아니

말을 쓰지 않는 의료인 vs 사이비 의

선생님의 책이 어떻게 베스트셀러가

와 의료의 모습 어느 병리 의사 Y의 시

|는 말) **서장** 병원이란… 왠지 모르
|란 집에 빨리 가고 싶은 환자와 집에
병원이란 일반적인 <노동 논리>와는
이 잘 알지 못하는 의사와 학회의 유
| 커뮤니케이션 능력에 대해 병원과
? **제1장** "병원"의 진짜 모습 의학 드
상식> but <병원 밖에서는 비상식>
| 병원 안에서 마주치는 훈훈한 에피
와 동네병원의 의사 구태의연한 의사
지금까지 만났던 유달리 개성 강했던
의사가 글을 쓴다는 것에 대해 **제3장**
오신 것을 환영합니다. 병에 걸린다는
>이란 어떤 병일까? 병과 싸우려면
사를 만날 수 없는 이유
의료 극장 의사와 환자,
틀을 알자 <무조건>이란
설기로 소문난 병리
까? 앞으로의 환자
커튼콜> (끝으로)

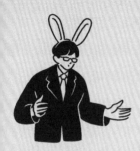

병에 걸린다는 것은 어떤 뜻인가?

의료 극장 개막을 알림

의료라는 극장에는 마술사뿐만 아니라 다양한 배우가 참여한다.

의료의 불투명성을 비유하기 위해 마술이라는 표현을 사용했지만 실제로 이 극장에서 벌어지고 있는 것은 그보다 더 큰 공연이다.

마술적인 요소가 있는 것은 틀림없지만 그것보다는 인간 드라마가 진행되고 있다고 보면 된다. 많은 등장인물이 나온다.

의료를 연극에 비유할 때 흔히 〈환자야말로 진정한 주인공〉이라고 한다.

의료인과 협력하여 병을 굴복시키는 것은 결국 환자다.

즉, 인생극장의 주인공이 이 책을 읽고 있는 당신 자신인 것처럼 병과 싸울 때도 역시 주인공은 당신 자신이어야 한다는 말이다.

나도 같은 생각이다.

정말 맞는 말이다.

다만 환자는 무대의 주연 배우이면서 동시에 관객으로서의 측면도 가지고 있는 것 같다.

나도 모르는 사이 어떤 일이 벌어지고 있는 것 같은 느낌

의료 극장에는 환자 자신이 주연 배우로 참여한다.

이는 틀림없는 사실이다.

하지만 나는 이렇게도 생각한다.

환자는 주연 배우인데도 병이라는 악역을 향해 무슨 대사를 읊어야 할지조차 모른다. 무대 위에서 어떻게 움직여야 할지도 모른다. 어떤 표정을 지어야 하고, 누구에게 도움을 청하면 좋을지도 전혀 모르고 있다.

리허설도 없이 무대 위에 올라가 우두커니 서 있다가 느닷없이 <당신이

주인공입니다>라는 말을 듣는다.

이럴 때 환자들은 무대 위에서 연기하는 자신의 모습을 어떻게 받아들일까.

마치 타인의 일을 객석에서 바라보는 듯한 기분이 들지는 않을까?

병에 관한 것은 아니지만 문득 한 에피소드가 생각난다.

이미 18년도 더 된 일이다. 나는 눈길에서 충돌사고를 냈다.

지금 이렇게 건강하게 지내고 있는 것만 봐도 그리 큰 사고는 아니었다. 접촉사고 정도. 그런데도 아직도 그때의 상황을 확실히 기억할 수 있다. 한겨울이었다.

차를 타고 단골 치과에 가고 있었다.

아침부터 계속 내리고 있던 눈발이 점점 강해지고 있었다. 게다가 바람도 거세게 불었다. 눈보라도 심한 데다 제설차가 도로 양옆으로 쌓아놓은 눈더미까지 같이 흩날리고 있었다.

앞 유리창으로 보이는 시야는 거의 새하얗다. 화이트아웃이었다.

간선도로는 어떻게든 아직 달릴 수 있었지만 치과가 있는 구역으로 가려면 작은 도로로 들어가야 했고, 길도 하늘도 도로 옆에 쌓인 눈도 모두 새하얗다. 이거 심한데, 생각하며 헤드라이트를 켜고 조심조심 달렸다.

그리고 알아챘을 때는 이미 눈앞에 화물차가 달려들고 있었다. 교차로인지도 몰랐다. 신호등이 없는 주택가의 작은 도로였고 오른쪽에서 진입해온 차였다.

전혀 볼 수 없었다. 흰 차였다고 생각하지만, 그마저도 눈 색과 착각했는지도 모른다. 그 부분은 잘 기억나지 않는다.

아마 속도는 20킬로도 되지 않았을 것이다. 그만큼 심한 눈보라였다.

브레이크를 밟자 차는 금세 멈췄다……. 쿵, 하고 둔한 감각이 핸들로부터 전해져오긴 했지만.

맹렬한 눈보라 속, 나도 상대편 운전자도 당황해서 차에서 내렸다. 우리는 서로 인사를 나누긴 했지만, 눈이 너무 많이 내려 대화조차 할 수 없는 상황이었다. 어쩔 수 없이 상대방의 차 안에 타서 잠시 이야기를 나눴다.

〈전혀 안 보였어요.〉

우리는 동시에 말했다. 지금도 분명히 기억이 난다.

상대가 조금이라도 악의가 있는 사람이었다면 책임을 덮어씌워도 이상한 일이 아닐 정도였다. 그런 의미에서는 운이 좋았던 것 같다.

우리는 둘 다 〈큰 사고가 안 나서 다행〉이라며 서로 위로하는 선량하고 마음 약한 청년일 뿐이었다.

경찰에 전화를 하고 사고처리를 했다. 책임 분배는 50대 50이었던 것 같다. 눈이 충격을 흡수해서 그랬는지 아니면 저속이었기 때문인지는 모르겠지만 두 차 모두 흠집이 거의 나지 않았던 것도 다행이었다.

내가 이 일에서 제일 강렬하게 떠올릴 수 있는 것은 충돌하기 직전의 〈내 모습〉이다.

내 차가 눈길에 미끄러지며 서서히 상대 차에 충돌하는 장면을 마치 하늘에서 촬영한 카메라 영상처럼 선명하게 기억하고 있다. 상대 운전자와 차 안에서 이야기를 나눈 장면도, 경찰관에게 상황을 설명하는 장면도 전부 다.

딱히 기억이 왜곡되거나 한 것은 아니다.

사고가 난 바로 그 순간, 내가 나를 어딘가 위에서 내려다보고 있는 듯한 느낌이 들었다. 정말 이상한 일이었다.

뭐라고 말하면 좋을까.

확실히 내가 일으킨 사고긴 한데 내가 모르는 무언가에 의해 모든 것이 움직이고 있는 느낌이라고 할까.

앞이 전혀 보이지 않는 하얀 벨벳 위에서 갑자기 나타난 화물차. 당황해서 밟은 브레이크. 급정차. 하지만 관성의 법칙은 어떻게 할 수가 없고 게다가 눈길이다. 좀 더 심하게 미끄러져도 전혀 이상하지 않았다.

터지지 않은 에어백.

그다지 몸에 파고들지 않은 안전벨트.

운전석에서 운명을 깨달은 두 명의 남자.

우연히 살았다.

이 사고의 주인공은 나와 상대편 운전자다. 그건 틀림없다.

그렇지만 그와 동시에 〈나로서는 어쩔 수 없는 우연에 의해 생긴 강제적인 사건이다〉라는 냉정한 시선으로 극을 바라보는 관객이기도 했다.

그 눈 오던 날, 작은 교통사고 현장, 나는 내 모습을 마치 남의 일 보듯이 내려다보고 있었다.

뭔가 안 좋은 일이 생겼을 때 사람들이 위로하려고 하는 말 중 유명한 것이 있다. 〈액땜했다 생각하고 잊어.〉 나는 이 말을 별로 좋아하지 않는다.

잊으려 해도 잊을 수 없으니까. 기억이 생생하니까.

왜 잊히지 않을까.

아마도 교통사고는 내가 어찌할 수 없는 순간으로 가득 차 있기 때문이 아닐까. 영상 하나하나에 〈뭐야〉, 〈어떻게 된 거야〉, 〈그런 거 생각도 못 했어〉 같은 자막이 자동으로 달려 마음에 강하게 새겨진다.

내가 어찌할 도리가 없다고 느낄 때 생기는 감정은 병에 걸렸을 때도 마찬가지로 느낄 수 있다.

누구나 의료극에 시선을 뺏긴다.

지금까지 사람들이 건강할 때는 딱히 병에 관심이 없을 것이라고 생각했다. 건강한데 굳이 생기지도 않은 병을 생각하다니 뭔가 사서 고통받는 느낌이라 싫지 않은가.

자신이 건강할 때는 되도록이면 의료극을 보러 가지 않는다.

그게 보통인 줄 알았다.

이 극장에서는 희비가 엇갈리는 감정들이 페스츄리처럼 겹겹이 쌓여 상연되고 있다. 이 연극을 본 사람들은 각자 여러 가지를 생각하게 되고 많은 영향을 받는다. 훗날 도움이 될 것이 분명하다.

그럼에도 장벽이 높다.

내용이 무겁다.

일부러 이 연극을 보러 간다는 것은 꽤 스트레스다.

그래서 솔직히 이 책에서만큼은 병에 대한 것은 그다지 쓰지 않아도 좋지 않을까 생각했다. 기본적으로 나의 일 이야기 등을 에세이 식으로 쓰면 어떨까 하고.

그런데 편집자가 보낸 제3장의 첫 소제목은

〈사람들이 제일 관심이 많은 것은 '암'〉

이었다.

찔린다.

관심… 그렇구나.

사람들은 내가 생각한 것보다 훨씬 더 병에 관심이 많을지도 모른다.

분명 사람들은 자신이 건강할 때는 굳이 의료 극장에 〈극을 보러 가고 싶다고 생각하지 않는다.〉

그렇지만 〈무심코 들여다보게 된다.〉

사실 병 따위를 생각하면서 하루하루를 보내고 싶지는 않다.

즐거운 때는 모처럼의 좋은 기분을 망치고 싶지 않고, 반대로 힘든 일이 있을 때는 굳이 더 힘들게 만드는 생각을 떠올릴 필요가 없다.

하지만 상연되고 있는 공연의 대략적인 내용은 자주 소문으로 들려온다.

그것은 자극적인 추문이다.

당신은 이에 관심을 빼앗긴다.

주연 배우 중 하나가 엄청나게 유명한데 행동거지가 포악하다는 둥 하는 말이 들려온다.

그만 흥미를 느끼게 되고 만다.

어디 한번 몰래 극장 안을 엿볼까.

이미 공연을 본 사람한테 내용을 물어보는 것도 괜찮을 것 같다.

〈집중해서 보고 싶지는 않지만 조금 엿보는 것 정도는 하고 싶은데〉하는 마음.

앞 장의 마지막에서 〈마술쇼의 트릭을 밝히고 싶다〉고 말했었다. 연극을 잘 볼 수 있게 하려면 아무래도 트릭(의료의 메커니즘)뿐만 아니라 출연 하는 배우들(의료를 구성하는 요소)에 대해서도 설명하는 편이 낫겠지. 그 겨울의 사고를 떠올리며 생각에 잠겼다.

마술쇼에는 〈트릭〉이외에 다음의 요소들이 있다.

주연 배우인 환자.

공동 주연을 맡은 병.

환자와 병에 관여하는 조연(이자 마술사)으로서 무대를 빛낼 의료인.

이것들을 모두 설명해야 비로소 〈의료극을 보는 법〉을 알게 된다.

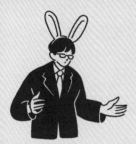

모두가 궁금해하는
〈암〉이란 어떤 병일까?

악역들이 무대에 서다.

편집자가 보낸 제목 중에는 〈사람들이 가장 관심이 많은 것은 암〉이라는 것이 있었다.

이것을 내 식대로 바꿔보면 <의료극의 가장 유명한 악역은 '암'>이 된다.

〈암〉은 출연하는 공연의 비운의 스타 같은 느낌이 있다.

〈암〉은 누구나 인정하는 악역이다. 압도적이다. 실제로 사람들은 〈암이 등장하면 이제 클라이맥스〉로 치닫고 공연이 끝난다고 생각하고는 한다. 하지만 그것은 오해다. 암이 연기하는 무대의 상연 시간은 다른 악역(병)에 비하면 평균적으로 더 길다. 먼저 이 오해를 풀어야 한다. 그래서 먼저 〈암〉이라는 악역에 대해 써보고자 한다.

암에 걸린다는 것은?

〈암〉이 출연하는 연극은 대서사극이다.

암 이외에 출연하는 배우의 수도 월등히 많고 전개도 복잡하다.

나와 팟캐스트를 함께 하고 있는 존경하는 생명과학 연구자 〈요우 선배〉는 예전에 사람의 몸 안에서 일어나고 있는 일들을 가리켜 일종의 〈군상극*〉이라고 말했다.

감탄했다. 말씀하신 대로다.

〈암〉은 확실히 악질이지만 갑자기 온 마을을 파괴하고 모든 것을 끝내버리는 고질라 같은 캐릭터가 아니다.

---

*주인공뿐만 아니라 등장인물 하나하나를 따로 조명해 집단이 만들어내는 드라마를 그리는 스타일의 극

전략과 지모가 뛰어난 사령관이 이끄는 막강한 군대 같은 이미지다.

〈암〉과의 싸움은 1 대 1 결투방식으로 그릴 수 없다. 반드시 전쟁물이 된다.

적은 대군이다.

그리고 환자도 혼자는 아니다.

환자의 몸 안에는 백혈구나 대식세포, 수상세포 등 많은 군대가 있다. 암세포들이 무대에 오르며 이런 면역세포들이 대치하여 서로 노려본다.

여기에 의료인들이 참전한다.

의료인은 효율적으로 암을 쓰러뜨리기 위해 군대를 이끄는 사령관이 된다. 때로는 비행기를 타고 적의 군대에 폭탄을 떨어뜨리고, 때로는 아군에 식량을 제공하는 후방지원을 하면서 음으로 양으로 활약한다.

의료극은 마치 황산벌 전투 같은 양상을 보인다.

황산벌 전투를 순식간에 끝난 짧은 전쟁이라고 생각하는 사람도 있을지 모른다.

하지만 김유신과 계백장군이 황산벌 전투에 이르러 백제가 멸망하기까지 그야말로 대하 드라마 같은 수백 번의 격전이 반복되었다.

암과의 싸움도 쉽게 끝이 나지 않는다.

황산벌 전투처럼 한쪽이 반대쪽을 쓰러뜨리면 끝나는 이야기라면 오히려 간단하다.

대한민국이 남과 북으로 나뉘어 전쟁까지 치르고도 결론을 내지 못한 것처럼 오랫동안 서로 세력을 균형 있게 유지한 채 대치하고만 있는 이상한 평화가 계속되기도 한다.

암과의 싸움은 마치 이와 같다.

내 멋대로의 추측일 뿐이지만 대부분의 사람은 암에 걸리면 <이제 끝이야>라고 생각하는 것 같다.

허나, 암이 대서사극이고 전쟁물에 장편의 대하 드라마라는 걸 알고 나면 암이라는 악역을 바라보는 시선이 바뀐다.

적어도 <암에 걸리면 끝장이야>라는 비관적인 생각으로 연극을 모두 채우기는 아깝다. 이야기는 길고 전개는 복잡하다.

반대로 <암이 나았으니 일단 끝>이라는 식으로 간단히 볼 수도 없다. 낫느냐, 낫지 않느냐 라는 이원론적 태도로는 암의 본질을 잘못 이해하기 쉽다.

싸우는 방법에도 여러 가지가 있다.

<암과 싸우지 마라> 같은 전쟁 반대론은 일리 있는 말이지만 설득력이 없는 말이기도 하다. <충분한 군사력을 갖추고 있지만, 적극적인 전투 대신에 외교협상을 반복한다>는 전략이라면 어느 정도 이해가 되지만 <군사력을 아예 포기하고 암이 습격하게 내버려 둔다>는 것은 <전법>이 아닌 그저 <될 대로 돼라>는 식과 같다.

의료극에 암이 등장하면 극은 매우 농밀해진다. 안이한 해피엔딩도 새드엔딩도 좀처럼 보이지 않는다.

그렇기 때문에 지식이 필요하다. 암과의 전쟁은 정보전이기도 하다.

지식과 대본도 없이 무심코 무대에 올라가버린 자신의 모습을 객석에서 객관적으로 바라보는 것은 무척이나 버거운 일이다.

그렇다면 암을 비롯한 질병의 지식을 어떻게 얻으면 좋은 걸까.

또 지식을 얻으면 우리에게 어떤 이득이 있을까.

누구라도 <암과 싸우는 연극>의 주인공이 될 가능성이 있다.

국가암정보센터의 자료에 따르면 국민 2명 중 1명이 〈암에 걸린다〉고 한다. 다만 〈암으로 죽을〉 확률은 다소 낮다. 남성은 4명 중 1명, 여성은 6명 중 1명 정도다.

2명 중 1명이 암에 걸리는 것치고 암으로 죽는 경우는 낮다는 것을 눈치 챘는지?

조기 발견과 조기 치료로 암이 완치되는 경우가 늘고 있기 때문이다. 또 암을 가진 채 살다가 오히려 다른 병으로 죽는 경우도 있다.

……숫자가 나오니 어려워 보이는 것 같다.

숫자를 늘어놓는 것은 그만두자.

이 책은 교과서가 아니니까 좀 더 알기 쉬운 이야기로 써보려고 한다.

하나 덧붙이자면 보다 상세한 암 정보가(숫자 포함) 필요한 사람은 암정보사이트(https://www.cancer.go.kr/)를 추천한다. 정식명칭은 국가암정보센터다.*

이 사이트의 정보 신뢰도는 매우 높다.

---

*이해를 돕기 위해 국내 사이트로 대체하였음을 밝힙니다.

지금처럼 2명 중 1명이 암에 걸린다고 하면 가끔 <현대인이 암에 걸리기 쉬워진 건가요?>라고 묻는 경우가 있다.

그것은 아니다.

현대인이 특별히 암에 걸리기 쉬워진 것도 아니고 요즘 사람들이 딱히 옛날에 비해 〈발암물질〉을 더 많이 섭취하고 있는 것도 아니다.

〈암〉이 무대에 오를 가능성이 커진 이유는 따로 있다. 〈암 이외의 병으로 죽을 확률이 낮아졌기 때문〉이다.

과거 의료극에 등장하던 악역 중 최강자는 <결핵>이었다. 1943년(종전 2년 전)에는 일본 전국에서 17만 명이나 되는 사람들이 결핵으로 죽었다고 한다. 특히 30세 미만의 사람들이 많이 죽었다. 정말 참혹한 이야기다.

결핵이 무대에 오르는 순간 의료극은 마지막 장의 양상을 띠게 되고, 폐막을 기다릴 뿐이었다.

무대의 양쪽에서 뇌경색이나 심근경색, 암 같은 유명 악역들이 다들 나갈 차례를 기다리고 있었다 해도 일단 결핵이 등장한 순간 무대 위가 초토화되고 공연이 끝나버린다.

그러나 마술사가 항생제라는 강력한 트릭을 손에 넣게 되면서 결핵이라는 최강 악역에 맞설 수단이 생겼다. 결핵이 등장해도 극이 끝나지 않게 되었다.

지금은 결핵이 무대에 설 수 있는 기회 자체가 거의 줄었지만 그래도 아직 현역으로 활동 중이기는 하다. 그래서 이 악역이 언제 나타나도 대응할 수 있도록 준비를 게을리하지 않고 있다.

결핵 외 악역들의 등장 빈도도 조금씩 바뀌고 있다.
예를 들면 심근경색이나 뇌경색, 뇌출혈 같은 병이다.
이들은 지금도 주된 악역이지만 식이나 운동을 통한 고혈압 예방, 생활 습관 개선, 금연 열풍 등으로 서서히 출연 기회가 줄어들고 있다.
의료기술의 발달로 협심증이나 심근경색증 환자들을 살릴 수 있게 된 탓도 크다.

예전에는 인생 초·중반에 기승을 부리던 악역들이 의료와 행정의 힘으로 조금씩 등장 기회를 잃고 있고, 혹 등장한다 해도 연극을 쉽게 끝내버리지는 못 하게 되었다.
그러다 보니 인생 후반부에나 등장할 수 있었던 〈암〉이 무대에 오를 기회가 늘어난 것이다.

장기 상연 중인 의료극. 공연이 길어질수록 최강의 악역 〈암〉이 등장할 확률이 커진다.
그런데 의료극을 찬찬히 보고 있노라면 사실 〈암〉은 우리가 태어나서 지금까지 셀 수 없이 많이 무대에 오르고 있다는 것을 알 수 있다.
이것은 〈공연을 자주 관람하는 프로〉가 아니면 잘 알아채지 못한다. 솔직히 말하면 육안으로는 알 수 없다. 그 정도로 등장 시간이 짧다.
암이 등장하자마자 무대 위의 또 다른 등장인물, 이를테면 면역세포들이 통쾌하게 암을 쓰러뜨려 버리기 때문이다. 이런 시기의 암은 극의 초

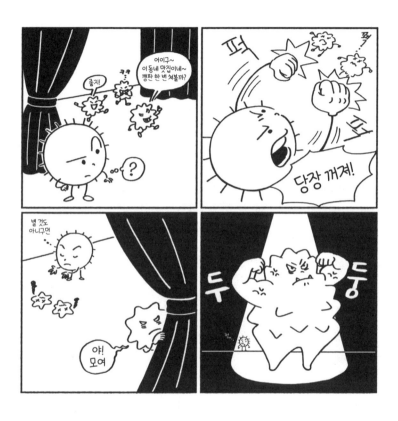

반에 잠깐 등장하는 시시한 불량배들 같은 느낌이다. 주인공에게 순식간에 평정되어 관객의 기억에도 남지 않는다.

암이 악역인 것은 맞지만 암도 처음에는 최강도 뭣도 아니다. 암은 원래 일상적으로 몸 안에서 생겨나고 면역에 의해 없어지는 엑스트라다. 길에서 가끔 볼 수 있는 껄렁껄렁한 불량배 같은 것이다.

이 불량배들은 매일같이 의료극의 구석진 어디쯤에 나타났다가 쓰러져서 퇴장하고는 한다. 무대연출은 이런 엑스트라에게는 스포트라이트를 비춰주지 않기 때문에 관객도 알아채지 못하고 넘어간다.

그런데 수십 년 동안 공연이 계속되다 보면 드물게 <면역세포의 공격을 감쪽같이 피해 도망치는 불량배>가 나타나기 시작한다.

이런 놈들은 숨어 있다가 몰래 패거리를 모아 대군을 조직한 뒤 인체에 총공격을 가하기 시작하면서 무대 위에서 큰 존재감을 드러내게 된다.

이것이 우리가 인식하고 있는 <두려운 암>이다.

그렇다. 우리가 <암>이라고 부르는 것은 몸에서 나타나는 암 중에서도 <운 좋게 살아남은 극소수의 특수한 놈들>이다. 어쩌면 엘리트라고 부를 수도 있겠다. 불량배 출신이지만 우리가 그 존재를 알아챘을 무렵에는 이미 마피아가 되어 있다.

불량배는 패거리를 만들기 전에는 눈에 보이지 않을 정도로 작아 거의 인식할 수 없다.

그렇지만 강력한 마피아가 되고 나서는 대처하기가 무척이나 번거로워진다.

가급적이면 불량배가 야쿠자나 마피아가 되기 전에 쓰러뜨려야 한다.

실제로 우리 몸 안에서 면역세포들이 매일 이런 일을 해 주고 있다.

불량배가 마피아가 되기 전에 미리 쓰러뜨리거나, 아니면 아예 처음부터 나타날 수 없도록 환경정비를 할 수는 없을까.

이것이 <암 예방>이라는 개념이다.

세계를 주름잡는 마피아가 되기 전에, 아직 소규모의 야쿠자일 때라도 쓰러뜨릴 수 있다면 그것도 괜찮다.

이것은 <암의 조기 발견과 조기 치료>라는 개념에 해당된다.

우리 의료인은 매일같이 무대 위에 오르고 쓰러지는 불량배 중 도대체 누가 장래에 큰 마피아가 되어 의료극에서 맹위를 떨칠지 예측하고 싶다.

예를 들면 불량배가 나타나기 쉬운 환경이란 것이 있다. 비유하자면 치안이 나쁜 것과 같다. 치안이 나쁘고 불량배가 많이 생기면 그만큼 미래에 마피아가 나타날 가능성이 커지겠지.

담배를 피우면 후두, 식도, 허파에서 <편평상피암>이라는 불량배가 나타나서 어떻게든 살아남아 무리를 이룰 가능성이 커진다.

사람유두종바이러스(HPV)라는 바이러스 중 일부 특수한 타입에 감염되면 자궁경부에서 <편평상피암>이라는 불량배가 나타나기 쉽다(그래서 HPV백신으로 바이러스 감염을 예방하면 자궁경부암 예방에 도움이 된다).

B형간염 바이러스에 감염되면 간에서 <간세포암>이라는 불량배가 나타나기 쉽다.

이것들은 과거에 다양한 의료인들이 〈불량배가 나타나기 쉬운 상황〉을 조사한 결과 알게 된 위험인자들이다.

모두 〈가능성이 높아진다〉나 〈나타나기 쉬워진다〉 정도로밖에 말할 수 없는 것이 아쉽지만 이 정도도 상당히 훌륭한 성과다.

다만, 담배나 바이러스의 공격을 완벽하게 피했다 하더라도 불량배는 오늘도 몸 여기저기에서 생기고 있다. 아무리 치안이 좋아져도 세상에서 불량배가 아주 완전히 사라지지는 않는 것처럼 말이다.

아는 것이 큰 무기다.

나는 지금 명확한 숫자나 근거를 늘어놓는 대신 이미지만으로 글을 쓰고 있다.

이런 방식의 문제점은 쉽고 친절한 이미지를 좇는 사이 오히려 진짜 몸 안에서 일어나고 있는 일을 이해하지 못할 수도 있다는 데에 있다.

의료를 지탱하고 있는 것은 과학이다.

그러니 언제가 되어도 좋으니 여러분도 의학을 제대로 공부하면 좋겠다.

그래야 병이라는 적군과 제대로 싸울 수 있다.

<적을 알고 나를 아는 것>이야 말로 병법의 대원칙이다. 제대로 아는 것이 무기다.

다만 알기 위해서는 순서가 있다.

여러분에게 어떤 동물에 대해 말해주겠다.

상상해 보길.

이 동물은 입 안에 많은 이빨이 있다.

입은 날카롭고 뾰족하다.

입은 몸의 맨 앞에 붙어 있다. 몸통은 가늘고 길며 맨 뒤에 꼬리가 붙어 있다.

팔다리는 없다.

대신 지느러미가 있다.

바닷속에서 헤엄치고 있다.

지느러미의 일부는 바다 위로 튀어나오기도 한다.

⋯⋯이처럼 사물을 설명하기 위해 작은 부분부터 하나하나 쌓아나가는 방식이 있다.

하지만 사실 좀 더 쉬운 방법이 있다.

바로 이것이다.

여러분에게 어떤 동물에 대해 가르쳐 주겠다. 그건 범고래라는 동물이다(이렇게 말하며 그림을 보여준다).

먼저 이름을 알려주고 그림을 보여주는 편이 압도적으로 빠르다.

물론 범고래라는 이름을 듣고 그림을 본다고 해서 바로 범고래의 자세한 모습을 알 수 있는 것은 아니다. 사실 범고래의 입 안에 이빨이 얼마나 많이 어떻게 자라고 있는지 그림 한 장만 보고서는 알 수 없다.

그렇지만 정확하게 하나씩 단서를 쌓아 나간다고 해서 모두를 알게 되는 것도 아니다.

처음의 방식으로는 과연 어떤 동물을 떠올렸을까?

아마 상어를 상상하지 않았나?

어쩌면 〈팔다리가 없다〉가 나오기 전까지는 악어를 상상했을 수도?

세세한 정보를 쌓아 나가는 것보다 단 한 장의 그림이 도움이 될 수 있다.

우리는 의료극에서 연기하는 주연 배우인 동시에 객석에서 극을 바라보는 관객이기도 하다. 해피엔딩이 될지 새드엔딩이 될지 알 수 없는 연극. 픽션이라면 분명 두근두근하면서 재미있게 봤을 것이다. 하지만 무대의 주연 배우는 다른 누구도 아닌 바로 자신이다. 심지어 논픽션에 현재진행형인 이야기.

결말이 너무 궁금하다. 재미있지도 않다.

이런 기분을 <불안>이라고 한다.

병을 눈앞에 두고 불안해하는 사람들에게 암이란 이런 것이라고 상세하게 의학적 설명을 늘어놓는 것은 범고래를 부분 부분으로 설명하는 것과 같다.

이상 증식, 분화 이상, 불멸화, 침윤, 전이성과 같은 전문용어를 외운다고 해서 무대 위에서 암이 어떻게 행동하는지, 몸 안의 면역세포나 의료인이 어떤 식으로 활약할지를 알기는 힘들다. 하물며 이 공연이 앞으로 어떻게 전개될지가 보일 리는 만무하다.

그러니 먼저 여러분의 머릿속에 〈대략적인 큰 그림을 그리는 것〉부터 시작하는 것이 좋다고 생각한다.

의료극에 등장하는 악역들이 무리를 이뤄 몸의 면역세포나 의료인과 싸

우는 장면을 황산벌 전투나 한국전쟁에 비유해 막연히라도 떠올렸으면
한다.

<암>은 군상극을 연기하는 배우의 집단이라는 것.

그것을 아는 것만으로도 상당히 도움이 될 것이다.

서장에 짧게 나온 종양내과 의사의 에피소드를 기억하고 있는지?

그가 주최했던 연구회의 주제가 〈의료인이 앞으로 암 교육에 어떻게 참
여할 것인가〉였다.

일본에서는 앞으로 몇 년만 지나면 초등학교, 중학교, 고등학교에서 각
수준에 맞는 〈암 교육〉이 시작될 것이다. 이 원고를 쓰고 있는 2018년,
문부과학성* 주체로 가이드라인이 만들어져 전국적으로 암 교육을 하
기 위한 준비를 하고 있다.

어쩌면 여러분이 이 책을 읽을 때쯤이면 이미 보도가 나오고 있을 수도
있다. 현장에서 어디까지 구체적으로 논의가 되었는지는 모르지만 어쨌
든 가까운 미래에 암 교육이 도입되는 것은 틀림없다.

내가 알기로는 커리큘럼이 꽤 복잡한 듯하다. 처음에는 〈암이란 어떤 병
인가〉, 〈암을 예방하려면 어떻게 해야 하는가〉, 〈암에 걸리면 어떻게 해
야 하는가〉 같은 대략적인 것을 배우고 초등학교 고학년 정도가 되면 상
당히 수준 높은 수업도 할 예정인 듯하다.

지금부터 초등학교에 입학하는 아이들은 〈암〉에 대해 어느 정도 통일된
커리큘럼으로 공부를 할 기회가 생긴다는 말이다.

---

*우리나라의 교육부, 과학기술정보통신부, 문화체육관광부 격

물론 학교에서 배운다고 모든 아이가 똑같이 암에 대한 지식을 얻게 되는 것은 아니다. 곱셈이나 나눗셈을 똑같이 배운다고 해도 사람마다 습득의 차이가 있는 것과 마찬가지다.

하지만 <배운 적이 있다>는 것은 큰 무기가 된다.

적어도 <암이란 어떤 병인가>에 대해 우리 세대보다는 제대로 된 이미지를 가진 아이들이 앞으로 늘어날 것이다.

아이들은 초등학교의 중간쯤부터 고등학교 2학년 정도까지 8-9년 정도에 걸쳐 꾸준히 암 교육을 받게 된다.

그렇다면 앞으로 10년 내에 어른들도 <아이들에게 가르칠 수 있는 정도의 암 지식>은 익히는 것이 좋겠다.

병에 걸려서 생기는 불안은 몇 가지 종류로 나눌 수 있다.

- 병 자체를 모르기 때문에 생기는 불안
- 어떤 치료를 해야 할지 모르기 때문에 생기는 불안
- 앞으로 어떻게 될지 모르기 때문에 생기는 불안

이런 불안들은 의료극의 적군(병)과 아군(자신의 면역세포나 의료인)을 알고, 또 무대가 어떻게 전개될지 예측할 수 있으면 해소된다.

따로 떼서 하나하나 배워 나가려고 하면 곤란하다.

그렇게는 10년이 걸려도 다 알 수 없을 것이다.

그렇기 때문에 이 책에서는 <전체를 연극에 비유해 이미지화하고 그 이미지의 자세한 부분들을 조금씩 채워나가는> 방식을 취하기로 했다.

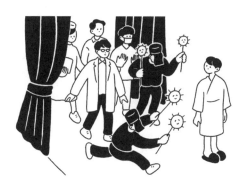

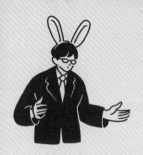

병과 싸우려면
〈진단〉이 필요하다.

이름을 알리고 깃발을 세우자.

환자는 의료 극장에 홀로 고독하게 서 있지 않다.

군대를 조직한다.

아군 병사들은 다양한 역할을 맡고 있다. 가령 면역세포만 하더라도 다양한 역할을 가진 세포들이 있다.

백혈구라는 세포가 있다. 백혈구는 다시 호중구, 호산구, 호염기구, 림프구와 단핵구로 나뉜다. 림프구는 다시 T림프구와 B림프구로 나뉜다. T림프구는 또다시 Killer-T림프구, Helper-T림프구, Regulatory-T림프구로 나뉜다.

아, 이런 식으로는 끝이 없다.

이를 전부 외우려고 하는 것은 무모하다. 그만두는 게 좋다……

(라고 만화 〈일하는 세포〉가 나오기 전까지는 포기하고 있었다. 이 작품을 보고 복잡한 의학을 쉬운 방법으로 설명할 수 있다는 약간의 희망을 가지게 되었다. 참으로 훌륭한 책이다. 〈요우 선배〉도 말했지만 군상극은 만화나 애니메이션으로 제작하면 확실히 이해하기 쉬워진다. 고마운 일이다.)

암을 비롯한 다른 병도 무리를 이루고 군대를 조직해 우리와 대치하고 있다. 이 이미지를 잊지 않는 것이 중요하다.

무수히 많은 등장인물이 때론 적이 되고 때론 아군이 되면서 엉망으로 뒤섞여 혼란 속에서 싸우고 있는 것이 의료 극장의 주된 공연내용이다.

소용돌이 안에 있으면 전체의 전황을 전혀 파악할 수 없다.

특히 주연 배우인 환자는 무대 위에서 싸우는 것만으로도 벅차다. 전황 파악이 불가능하다.

앞에서 말했듯이 환자는 양쪽 군대의 싸움을 불안하게 바라보고 있는 관객이기도 하다. 무대와 동떨어져 그저 바라보기만 할 때도 있다.

안타깝게도 병에 대한 지식이 없으면 누가 적군이고 누가 아군인지, 시나리오가 어떤지도 알 수 없다.

막연하게 싸움이 일어나고 있는 것은 알고, 여기저기 통증 등의 증상이 나타나고 있는 것도 알지만 상세한 전술이나 전망 등은 잘 파악하지 못한다.

이때 환자가 이용해야 하는 것이 의료인이다.

의사가 하는 일 중 가장 중요한 것이 〈치료〉다. 다만 환자에게 해주어야 하는 것이 치료만은 아니다.

치료란, 말하자면 적군의 동향을 살피고, 적이 있는 장소에 정확하게 미사일을 떨어뜨려 공격하는 작업이다.

확실한 효과를 보기 위해서는 적군이 어떻게 퍼지고 있는지 확인하는 것이 먼저다.

전쟁의 추세를 지켜보면, 때로는 몸 안의 면역세포를 비롯한 평화유지부대가 매우 우세해 의료인이 아무것도 하지 않아도 병을 일망타진하는 경우도 많다. 이럴 때는 애초에 미사일을 투하할 필요가 없다.

반면에 적들이 장갑차 같은 것으로 완전 무장하고 있어 미사일조차 먹히지 않을 것 같을 때도 있다. 그럴 때는 수공 작전을 펼친다든지 식량 보급로를 끊는 등 공격 방법을 바꾸는 것이 좋다. 치료의 종류는 다양하므로 상황에 맞춰 선택할 수 있다.

적군이 많다고 너무 위력적인 폭탄을 떨어뜨리면 적군뿐 아니라 아군까지 전멸할 수도 있다. 그렇다고 너무 약한 폭탄을 쓰면 적군을 쓰러뜨릴 수 없어 공격하는 의미가 없다. 치료의 정도를 결정하는 데도 여러 가지 전략이 필요하다.

요컨대 의료인이 가장 먼저 해야 할 일은 적과 아군의 판도를 그리는 것이다.

싸우기 전에 먼저 전세를 살피는 것부터 시작해야 한다.

적군이 어디에 얼마나 많은 병사를 배치하고 있는가.

환자는 병력을 얼마나 가지고 있는가.

서로 어느 영역을 점령하고 있고 어디가 약점인가.

적이 가지고 있는 무기는 무엇인가.

이것들을 자세히 조사하는 것. 이것이 <진단>이다.

진단은 단순히 병명을 정하기만 하는 작업이 아니다.

병명을 결정한다는 것은 공격해 온 것이 북한군인지 중공군인지 아니면 저 먼 우주에서 온 외계인인지를 알아내는 것이다. 이는 전략을 결정하는 데 매우 중요하다.

물론 병명만큼 병세를 아는 것도 중요하다. 상대편의 병력이 많으면 강력한 무기를 사용하고 더 신중하게 대처해야 한다.

<진단>의 중요성을 뼈저리게 깨닫게 된 일

추억 하나가 떠오른다.

지금으로부터 10년 전, 나는 허리통증에 시달리고 있었다. 이전 장에서 목신경 장애 이야기를 했는데 허리 통증도 문제였다.

10년 전이라고 하면 내가 30살. 심한 요통이 생기기에는 아직 좀 젊지 않나 싶었지만 이미 생겼으니 별수 있나.

아무래도 운동 부족에 긴 시간을 앉아서 일하니 그렇겠지. 스스로 그렇게 진단했다.

하지만 나는 근육이나 관절에 대해서는 전문가가 아니다.

〈허리가 아프니까 요통〉이라는 나의 진단은 어린애라도 할 법한 간단한 것이다. 원인도 고작 〈운동 부족과 앉아서 일해서〉로 구체적이지 않다.

허리 스트레칭을 하거나 걷거나 파스를 붙이는 등 내 나름대로 치료를 해봤지만 전혀 나아지지 않았다.

너무 통증이 심해 정형외과를 찾아갔다.

그러자 정형외과 의사는 물리치료사 한 사람을 소개해줬다.

그는 재활전문가이자 스포츠 의학에 정통한, 한 마디로 근육과 관절의 스페셜리스트였다.

솔직히 나는 처음에 그를 우습게 봤다. 정말 부끄러운 이야기지만 서른 살의 나는 정형외과 쪽 일을 잘 몰랐기 때문에 물리치료사를 〈마사지 잘하는 사람〉 정도로만 여겼던 것이다.

그는 먼저 내 허리를 만지고 그다음에 허리 주변에 있는 근육을 하나하나 확인하면서 내 생활 스타일에 대해 자세히 물었다. 나는 내 생활이 얼마나 요통과 관계가 있는지 반신반의하며 질문에 답했다.

그러자 그는 이렇게 말했다.

<아픈 곳이 허리니까 확실히 요통이 맞긴 한데 원인은 허리가 아니라 허벅지 뒤쪽에 있습니다.>

잉?

생각지도 못했던 말에 흠칫했다.

〈허벅지 뒤쪽 근육의 일부는 엉덩이 근육에 연결되어 허리뼈에 부착되어 있습니다. 환자분의 경우는 이 허벅지의 근육이 운동 부족과 장시간 앉아서 일한 탓에 딱딱하게 굳어 있어요. 이 굳어 있는 근육이 허리뼈를 다리 쪽으로 잡아당기게 되면서 근육이 허리뼈에 연결된 부분…… 즉 허리 힘줄이 아프게 된 거예요.〉

그 순간 마치 머리에 벼락을 맞은 것 같았다. 이럴 수가. 허리 통증이라고 해서 허리에 원인이 있는 건 아니구나!!

그는 덧붙여 말했다.

〈즉… 당신의 경우 허리를 굽혀 늘리는 스트레칭도 좋긴 하지만 더 효과적인 스트레칭이 있는데 그건 허리를 앞으로 구부리는 거예요. 보세요. 운동할 때에 다리를 앞으로 뻗고 앉아서 발가락을 잡으려고 앞으로 숙이는 거 있잖아요. 이걸 해 주세요. 그러면 허벅지 뒤쪽이 늘어나니까요.〉

늘린다. 그렇구나. 그러면 어떻게 되는 거지?

〈뻣뻣하게 된 허벅지 뒤쪽이 풀어져서 근육이 다시 유연해지면 허리통증이 나을 겁니다.〉

그래서 매일 자기 전과 아침에 일어났을 때, 그리고 일하다가 조금이라도 앉아 있는 시간이 길어진다 싶으면 허리를 구부리는 스트레칭을 반복해서 했다.

10일 정도 지나니 요통은 없어졌다. 정말로 놀랐다.

이것이 〈진단〉이라고 피부로 느꼈다.

내가 관객석에서 대충 〈허리가 아픈 것 같으니 이건 요통이야〉라고 말한
것은 진단이 아니었다.

증상을 살피고 병의 원인이 어디에 있는지 알아낸다. 그리고 병의 원인
에 따른 적절한 대처를 한다.

이것이야말로 의료가 아닌가.

그때의 일을 잊을 수 없다. 통증이 생기면서 나는 분명 불안해하고 있었
다.

나는 그때도 이미 의사였고, 제대로 고민하면 요통의 원인 중에 허벅지
뒤쪽 근육이 굳어진 것이 있다는 것쯤은 알아낼 수 있는 능력이 있었다.

하지만 몇 번이나 같은 경험을 한다 해도 결코 나 혼자서는 올바른 진단
을 내릴 수 없으리라 생각한다.

아무리 내가 의사라 하더라도 환자인 이상은 어디까지나 주연 배우이자
불안에 떨고 있는 관객에 불과하기 때문이다. 의료인으로서 자신을 스스
로 냉정하게 평가하고 분석하기는 어렵다.

이는 요통에만 국한되지 않는다.

복통, 숨이 차는 것, 어지럼증, 혹은 가슴통증이나 호흡곤란 등 모든
〈증상〉은 의료인이 환자와 함께 제대로 분석해야 〈병〉으로서의 전모를
보여준다.

자, 다시 〈암〉 이야기로 돌아가자.

〈암〉은 엄청나게 유명한 배우지만 암이 무대에 처음 올랐을 때는 환자도 그 존재를 모르는 경우가 많다.

암은 어릴 때는 몸 어디도 파괴하지 않는다. 세력이 작고 구석에서 몸싸움을 벌이는 정도뿐이라 무대 전체에 영향을 미치지 않는다.

이 시기에 암을 발견하는 것을 이른바 <조기 발견>이라고 한다. 다만 조기 발견의 의의를 곰곰이 생각해 보면 쉬운 일이 아니다.

불량배가 앞으로 나라의 평화를 위협하는 마피아가 된다는 것을 알고 있으면 아직 그들의 무리가 작을 때 모아서 체포해 국외로 추방(수술로 적출)해 버리면 된다.

하지만 그 불량배들이 의료 극장의 패권을 쥐려면 몇 년이 걸릴지를 예측하는 것은 쉽지 않다.

어쩌면 무대에 50년 넘게 방치해도 날뛰지 못할 하찮은 악당일지도 모른다.

그런 놈들을 잡아내기 위해 대대적인 체포 작전을 벌이는 것이 얼마나 의미가 있을지 생각해 보아야 한다.

〈아니, 악당은 몽땅 체포해야 안심되잖아.〉

이런 생각도 이해는 된다. 하지만 사실 체포라는 작업이 그다지 안전하지 않다.

의료극에서 일어나는 체포나 추방극은 반드시 파괴를 수반한다. 악역만 연행해 갈 수 있으면 좋겠지만 실제로는 불량배들이 머물렀던 아지트 채로 모두 제거해야 한다.

수술이란 이 아지트를 포크레인 삽으로 파서 몽땅 들어내어 버리는 작업이다.

이때 아지트 아래를 흐르고 있던 수도관이 터질 수도 있다.

아지트에 멋대로 끌어들여 사용하고 있던 전선에서 불꽃이 튈 수도 있다. 하수관이 터져 오물이 뿜어져 나올 수도 있다. 주위의 도로가 망가져서 교통정체가 생길지도 모른다.

운이 나쁘면 체포 때 벌어진 총격전에서 빗나간 총알이 엉뚱한 주변의 집으로 날아갈지도 모른다.

이런 것을 하나하나 고려해보면 〈암〉을 조기 발견해서 빨리 제거하는 것은 좀처럼 간단한 일이 아니라는 것을 알 수 있다.

다행히도 내 요통은 전문 의료진이 〈왜 요통이 생겼나〉, 〈어떻게 하면 되고 언제쯤 나을까?〉를 정확히 파악했다. 〈앞으로 어떻게 될까? 어떻게 하면 좋아질까?〉를 제대로 예측한 셈이다.

하지만 같은 요통이라도 원인에 따라 전혀 다른 대처가 필요하다. 만약 통증의 원인이 허리뼈였다면 허벅지 뒤를 아무리 스트레칭해봤자 아무 소용이 없었을 것이다.

암의 진단도 똑같다.

간단히 〈암〉이라 말해도 어느 장기에서 발생했는지, 그 크기는 어느 정도인지, 환자의 과거 병력과 어떤 관련이 있는지 등에 따라 먼저 〈대처를 해야 할지 말지〉가 결정된다.

그리고 대처하려고 결정한다고 해도 대규모 수술로 아지트를 몽땅 들어내는 방법이 효과가 있는 것은 암이 〈그 아지트 안에 머무르고 있을 때〉

에 한해서다.

그럼 무대 곳곳에 암이 퍼져 버린 후에는 더 이상 방법이 없는 것일까?

그렇지 않다. 암이 퍼져 있으면 그에 맞는 치료를 하면 된다.

덧붙여 말하자면.

6.25 전쟁이 일어났다고 해서 한국이 바로 멸망해버리지 않았던 것처럼, 눈앞의 암을 모두 제거해서 완전히 승리하는 것이 불가능한 경우에도 휴전선을 사이에 두고 소강상태를 유지하듯이 현재의 전세를 유지하는 방법이 있다.

환자 혼자서 병과 싸우는 것은 돈키호테보다도 더 무모한 일이다. 죽창으로 B29*와 싸우라는 것과 같은 거다.

전세를 파악하는 전문가와 조를 짜서 침착하게 미래의 길을 찾아나가는 것이 바람직하다.

---

*세계2차대전에서 사용된 미국의 전략폭격기이며 히로시마에 원자폭탄을 투하한 폭격기로 유명.

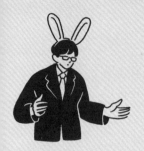

입원해도 좀처럼
의사를 만날 수 없는 이유

지식은 아군이요, 원한은 적이다.*

*'정은 내 편이 되고 원한은 적이 되고'라는 다케다 신겐의 유명한 명언의 패러디.
 정은 사람을 결속시키고, 결과로써 나라를 번영하게 하지만, 원수를 많이 만들면
 나라는 멸망한다는 뜻

의료 극장에는 환자 대신 또는 환자와 함께 전황을 살펴볼 수 있는 여러 가지 수단이 있다.

그중 X-ray, CT, MRI, 초음파와 내시경 등의 <영상진단>이 유명하다.

병의 대부분은 〈형태〉를 가지고 있다. 또 〈영역성〉이라고 해서 발생하는 위치가 어느 정도 정해져 있는 것이 많다.

병은 거처를 정하고 그곳에서 세력을 확대해 나가면서 아지트를 형성한다. 무대에 등장한 악역 주변을 보면 이것저것 도구들이 쌓여 있어 누가 봐도 본거지 같은 느낌이 든다.

영상진단은 악역을 포함해 이런 아지트 전체를 판별할 수 있다. 질병의 군대가 어떻게 진을 치고 자리 잡고 있는지 조사하는 것이다.

영상진단에도 여러 종류가 있다.

내시경은 장기를 직접 볼 수 있기 때문에 색이나 형태 등을 구체적으로 알 수 있다. 마치 망원경으로 적의 진지를 직접 보는 듯하다.

반면 CT나 MRI, 초음파로는 단층, 즉 절단한 면의 정보를 얻을 수 있다. 쇼핑몰의 층별 안내도를 보는 느낌이라고 이해하면 된다.

이렇게 적군이 진을 치고 있는 장소를 파악하고 진지 내부에 어떤 변화가 일어나고 있는지를 알아낸다. 자세히 관찰하면 적군의 내부 사정까지도 알아낼 수 있다.

다만, 항상 영상진단 기기로 모든 적을 선명하게 볼 수 있는 것은 아니다. <정해진 거처가 없는 병>도 있다.

당뇨병, 고혈압, 이상지질혈증 등이 대표적인 예다.

몸 전체를 흐르는 혈액의 성분에 이상이 나타나는 병. 이 경우에는 온몸 곳곳에 여러 가지 증상이 나타난다.

예를 들어 당뇨병으로 신장이 나빠졌다고 해서 신장만 살펴봐서는 바른 진단을 할 수 없다. 당뇨병으로 눈이나 발가락이 상하기도 한다. 하지만 그런 특정 부분만 보고 있으면 적군의 진짜 상황을 파악할 수 없다.

이런 병에는 <혈액검사>가 도움이 된다. 혈액은 온몸을 순환하고 있기 때문에 온몸의 구석구석에 이상을 일으키는 병의 정보를 찾는 데 안성맞춤이다.

이렇게 설명을 해봤자 영상검사든 혈액검사든 환자 입장에서는 왠지 뜬구름 잡는 소리 같다.

그도 그럴 것이 환자 본인이 검사 기계를 작동시키는 것도 아니고 검사 결과를 이해하기도 어렵다.

그래서 진단이라는 행위는 종종 의료인의 전매특허처럼 생각된다.

하지만 거듭 말하지만 환자 자신도 본인 병의 상태를 어느 정도 타인의 시선으로 바라보는 관객 같은 존재다. 즉 환자도 나름 〈질병군대의 일면〉을 지켜보고 있다는 것이다. 의료인만 환자의 병을 주시하는 것은 아니다.

그래서 의료인은 영상진단이나 혈액검사처럼 〈환자는 이해할 수 없는 검사〉만을 하는 것이 아니라 환자의 시점을 최대한 활용해서 상황을 파악하려 한다.

이것이 <문진(병력청취)>이고 <진찰(신체검사)>이다.

몸이 나른하다, 아프다, 괴롭다, 숨쉬기 힘들다 등 환자가 호소하는 증상은 때론 어떤 영상검사나 혈액검사보다도 예민하게 병변을 가리킨다. 이것을 듣는 것이 문진이다.

의사는 환자 자신도 알아채지 못한 미세한 변화를 몸을 진찰하여 알아낸다. 천천히 눈으로 보고, 소리를 듣고, 만지고, 때로는 누르거나 당겨보기도 한다. 무릎이나 발의 각도를 바꿔봐서 아픈 곳은 없는지, 배를 손가락으로 눌렀을 때 통증이 있는 곳은 없는지, 눈 속에 무언가 보이지는 않는지 확인한다.

문진이나 진찰은 종종 아무런 설명 없이 담담하게 이루어지지만 기본적으로 환자가 스스로 발견하지 못하고 알아차리기 어려운 증상을 자세히 살펴보거나 환자가 막연하게 느끼고 있는 증상에서 그 의미를 읽어내는 작업이다.

그 외에도 전황을 파악하는 방법은 많이 있지만 잊어서는 안 되는 것이 하나 있다.

우리가 적군만 신경 써서는 안 된다는 것.

아군도 잘 알아야 한다.

면역계가 얼마나 건강하게 잘 일하고 있는지는 혈액검사 등으로 어느 정도 짐작할 수 있다. 모든 병에 있어 중요한 일이다.

면역 이외에도 혈액 속에는 〈수많은 일하는 세포〉들이 있다. 이들이 담당한 자리에서 제대로 일하고 있는가. 영양은 충분한가. 온몸의 장기는 제대로 역할을 하고 있는가. 막상 몸이 총력전을 펼쳐야 할 때 똘똘 뭉쳐 싸울 수 있는 상태인가.

심장이나 허파같이 특히 중요한 장기는 개별적으로 특수한 검사를 하기도 한다. 수술 같은 대대적인 전략을 구사할 때 심장이나 허파의 기능이 제대로 유지되지 않으면 적군을 추방하기 위한 전략에 오히려 아군이 당해 누더기가 될 수도 있다.

정말 어렵다.

이런 검사 중 어느 것을 하고 어느 것은 안 해도 될지는 병에 따라 다르다. 무대의 모두가 휘말리는 대규모 전쟁이 예상될수록 많은 검사⋯⋯ 즉 전황 파악이 필요하다.

검사 결과는 의사에 의해 환자에게 전달된다. 의사들은 무대 위와 관객석을 번갈아 가며 뛰어다닌다. 무슨 일이 벌어지는지 모른 채 멍하니 무대를 보고 있는 환자에게 전황을 설명하는 것이 의사의 역할이다.
이 이미지를 그리면서 병원을 보면 병원에서 일어나고 있는 일이 잘 보인다.

의사가 언제나 환자의 곁에 있을 수는 없다.
얼마 전 입원한 친구가 있었다. 금세 퇴원할 병이라 별걱정은 없었다.
그가 퇴원하고 나서 한 말이 인상적이었다.
<입원 기간이 짧긴 했지만 아무리 그래도 의사를 세 번 정도밖에 못 만났어.
바쁘더라고. 이 정도면 거의 간호사한테 치료받은 거 아니야? 하하.>
자주 듣는 말이다.

여기서 한 번 더 의료극의 모습을 되새겨 보길 바란다.

의사는 먼저 병을 〈진단〉한다. 적군과 아군의 군대를 여러 각도에서 바라보고 상황을 파악해 전략지도를 그린다. 그것을 위해 의사는 무대를 멀리서, 가까이에서, 앞에서, 뒤에서 여러 가지로 볼 필요가 있다.

즉 의사는 〈진단〉 단계에서

- 무대 위에 있는 환자의 곁에 계속 있어서는 안 된다.
- 하물며 관객석에 있는 환자의 옆에 계속 있어서는 더더욱 안 된다.

라는 말이다.

관객석에 있는 환자에게 의사가 다가간다는 것은 이제는 〈설명〉할 타이밍이란 뜻이다.

의사는 진단한 내용을 환자와 공유한다. 잔뜩 불안한 얼굴로 무대를 보고 있는 환자에게 〈진단〉을 전한다.

짧은 시간이지만 이때가 의사가 환자 옆에 있는 순간이다.

그리고 치료가 시작되면 의사는 이번에는 무대를 내려다볼 수 있는 곳에서 무대 위 환자의 면역세포 혹은 적군을 향해 약이나 수술 등의 〈광범위하고 강력한 공격〉을 지시한다. 폭탄을 떨어뜨리거나 불도저로 광범위하게 파괴하는 등의 현란한 전술을 지휘한다. 의사 자신이 직접 창을 들고 질병군대에게 돌격하는 것이 아니다.

이런 이유로 관객석에 있는 환자도, 혹은 무대 위에 있는 환자(의 세포)도 의사와는 짧은 시간만 함께 할 수 있다. 그러나 이것은 의료가 〈군대와 군대의 싸움〉인 이상 어쩔 수 없는 일이다.

의사는 대군을 지휘하는 사령관 역할이다. 그런 의사 대신 현장에서 환자를 지원하는 것은 간호사를 비롯한 <유지부대>이다.

그들은 무대 위에서 환자군대 병사들의 영양을 책임지거나 적군의 공격으로 부서진 무대를 다시 고치며 환자군대가 끝까지 싸울 수 있도록 돕는다.

이때 유지부대는 의사와 달리 환자 옆에 붙어있다. 환자를 현장에서 돕는 일은 의사가 할 수 없다. 이런 일은 간호사들이 압도적으로 전문가다. 이런 말이 있다.

환자는 입원하기 전에는 <명의>를 찾지만 퇴원할 때는 <명간호사>에게 감사를 표하며 떠난다.

명언이지 않나.
말한 사람은 바로 나다.

병이라는 군대와 싸울 때 환자와 의료인 연합군의 역할분담이 모두 제대로 되면 의사들은 환자 곁에 오래 있지 않고 간호사, 영양사, 물리치료사, 사회복지사, 재활치료사, 임상심리사 등의 여러 유지부대가 무대 위에서 활약하게 된다.

의료극에서 얼마나 많은 사람이 환자와 함께 싸우고 있나 하는 것을 알게 되면 병원이라는 검은 상자가 조금이나마 열린다.

환자와 같이 싸우고 있지 않는 것처럼 보이는 존재도 무대를 함께 지탱해주고 있다.

앞에서 설명한 영상진단이나 혈액검사가 그러하다.

이들은 적군을 〈수색〉하고 아군의 실태조사도 한다. 이들의 활동 범위에 따라 의사를 비롯한 의료진이 앞으로 어떤 방안을 내놓을지가 정해진다. 바로 정보전이다.

이것들을 정밀하게 관리하고 질 높은 정보를 공유하기 위해 활약하고 있는 이가 방사선 기사나 임상 검사 기사들이다.

대부분의 환자는 이들의 존재를 모른다. 간호사와 비슷한 옷을 입고 있는 경우도 많기 때문에 엑스레이를 찍어준 간호사라든지 폐기능 검사를 해 준 간호사로 생각하는 사람도 있을 것이다. 하지만 검사는 대부분 기사들이 담당한다.

그건 그렇고.

제3장에서 의료극에서 환자의 위치와 의료인들의 활동 모습, 그리고 암을 비롯한 질병군대가 어떤 존재인지 썼다.

실은 일부러 쓰지 않은 것이 있다.

그것은 바로 내 직업, 병리 의사에 대한 것이다.

원래는 이 장에서 병리 의사에 대한 글을 쓸 예정이었다. 하지만 그만뒀다. 병원에서 일하는 무수히 많은 사람들, 환자가 언젠가 연기해야 하는 여러 가지 역할, 그리고 거센 질병군대의 모습을 묘사하는 것으로 이미 분량을 다 써버렸고, 내가 쓰고 싶은 것도 끝났기 때문이다.

굳이 짧게 설명하자면 병리 의사는 이런 전쟁터를 보통 의사보다 훨씬 먼 곳에서 내려다보는 존재다.

또 동시에 아무나 할 수 없는 〈적군의 병사 한 사람, 한 사람을 클로즈업해서 그 표정을 파악〉하는 일도 하고 있다.

전자는 〈병의 원인을 알고 통계 데이터를 만드는 연구형 임상 의사〉로서, 후자는 〈현미경을 이용한 세포 진단 의사〉로서의 일을 가리킨다.

멀리서 내려다보기와 정말 가까이서 들여다보기.

정말 멀거나 너무 가깝거나

이것이 병리 의사의 역할이다.

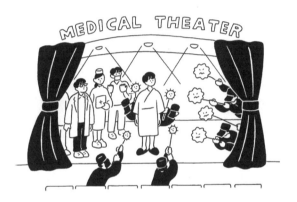

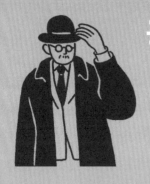

공연 시작 전 주의사항 (

게 차갑고 무서운 곳?

가기 싫은 의사가 있는

동떨어진 장소일지도

대관계 차갑게 보이는

의료에 대해 좀 느긋하게 말해 줄 수

라마와 현실의 차이점은? <병원 안(

의사가 아플 때 병원을 고르는 기준

소드 **제2장** "의사"의 진짜 모습 대현

세계? 못 해 먹겠다! 라고 생각하는

의사 선생님들 의사 자신의 건강에

"병에 걸리다"의 진짜 모습 - 의료 극

것은 어떤 뜻인가? 모두가 궁금해히

<진단>이 필요하다. 입원해도 좀ㅊ

제4장 "의사와 환자"의 진짜 모습 -

그리고 지식 단순히 병의 종류가 아ㄴ

말을 쓰지 않는 의료인 vs 사이비 으

선생님의 책이 어떻게 베스트셀러가

와 의료의 모습 어느 병리 의사 Y의 ㅅ

는 말) **서장** 병원이란… 왠지 모르

l란 집에 빨리 가고 싶은 환자와 집에

병원이란 일반적인 <노동 논리>와는

이 잘 알지 못하는 의사와 학회의 유

커뮤니케이션 능력에 대해 병원과

? **제1장** "병원"의 진짜 모습 의학 드

상식> but <병원 밖에서는 비상식>

ㅏ 병원 안에서 마주치는 훈훈한 에피

와 동네병원의 의사 구태의연한 의사

지금까지 만났던 유달리 개성 강했던

l사가 글을 쓴다는 것에 대해 **제3장**

2신 것을 환영합니다. 병에 걸린다는

>이란 어떤 병일까? 병과 싸우려면

사를 만날 수 없는 이유

의료 극장 의사와 환자,

를을 알자 <무조건>이란

섬기로 소문난 병리

까? 앞으로의 환자

거튼콜> (끝으로)

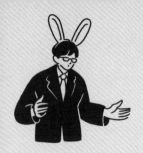

의사와 환자, 그리고 지식

케미스트리(Chemistry)와
리터러시(Literacy)

우리들 개개인의 안에 의료 극장은 늘 존재한다.

평소에는 이렇게 글을 쓰고 밥을 먹고 일하고 잠자는 동안 무대의 막은 내려가고 조명은 꺼져있다. 하지만 은밀하게 흥행은 계속되고 있다. 암을 비롯한 많은 병을 미리미리 물리치는 면역세포들의 조용한 전쟁이 이어지고 있기 때문이다.

어느 순간 무대에 불이 켜진다. 쿵쿵하고 음악이 울리고 막이 오르면 관객은 무대에 주목한다. 큰 싸움이 벌어졌다.

그것은 인플루엔자라는 숙적과의 싸움 장면일 수도 있고, 아니면 골절이라는 무사가 잠입한 장면일 수도 있다.

혹은 암이 출연하는 대하 드라마일지도 모른다.

어쩌면 언젠가 나도 이 드라마에 배우로서 출연하게 될 수도 있다. 무대 위에서 두려움에 갈팡질팡하는 주인공 역할. 이때, 이런 내 모습을 관객석에서 불안한 눈으로 지켜보고 있는 사람 또한 나일 것이다.

간호사와 악수하며 마음을 진정시키고, 방사선 기사와 함께 아군의 태세를 검토한다. 의사가 지휘하는 아군의 공격에 손뼉을 치고, 면역세포들이 작전을 펼칠 때는 숨을 죽여 지켜본다.

공연의 흐름은 매번 다르다. 다만, 어느 정도는 〈정해진 흐름〉이 있다. 말하자면 〈각본〉 같은 것이다. 무대에서 이렇게 행동하면 결과가 좋을 것이라는, 과거의 경험을 토대로 쓴 시나리오를 바탕으로 한 의료를 근거중심의학(Evidence-based-medicine, EBM)이라고 부른다.

의료인들은 각본을 참조하면서 무대의 진행에 전력을 다한다.

그러나 병은 애드리브의 달인이다. 자주 각본에 없는 행동을 해 우리를 곤란하게 만든다. 의료인은 이렇게 줄거리도 없는 싸움에 돌입한다.

이 와중에 적의 애드리브에 따라 임기응변으로 시시각각 변하는 전황을 통제할 수 있는 의료인이 있다. 이런 방식을 서사중심의학(Narrative-based-medicine, NBM)이라고 부른다.

모른다. 모르니까 불안해진다.
의료 극장에는 모르는 것들이 많다.
그래서 사람들은 말한다.
〈병원에서 하는 일들은 잘 모르겠다.〉
허나 실제로 사람들이 모르는 것은 병원에 대해서라든지 의사에 대해서라는 〈병원 쪽〉에 대한 것만이 아니다. 병이라는 악역에 대해서도 잘 모른다. 무대 구성도 모른다. 공연이 언제 시작하고 언제 끝날지도 모르겠고, 무엇보다 자신이 무대나 객석에서 무엇을 해야 하는지도 감을 잡기 어렵다.

모른다.
모른다는 것은 큰일이다.
모르는 것에서 오는 불안은 크다.
흔히 말하는 〈인간의 3대 욕구〉는 식욕, 수면욕과 성욕일 것이다.
하지만 잘 생각해보면 이는 〈동물의 3대 욕구〉다. 인간의 경우는 4대 욕구다. 한 가지가 더 있다. 바로 〈지식욕〉, 알고 싶어 하는 욕망이다.
배고픔은 사람을 짜증 나게 한다. 이와 마찬가지로 〈모르는 것〉 또한 사람을 불안하게 만든다.
모르는 채 있으면 불안하니까.

모르는 채로 있고 싶지 않으니까.

아마 그래서 이 책을 샀을 것이다.

의사가 쓴 〈병원에 대한 이야기〉를 읽으면 뭔가 안심이 될 것 같아서 샀다.

의사가 쓴 〈의사 자신에 대한 이야기〉를 읽고 함께 싸워주는 아군을 더 잘 알고 싶어서 샀다.

의사가 쓴 〈병에 대한 이야기〉를 읽으면 언젠가 병을 마주할지도 모른다는 불안감을 조금이라도 덜 수 있을 것 같아서 샀다.

이런 이유 때문이 아닐는지.

편집자도 마찬가지로 〈의사가 쓴 ○○〉을 세상에 알리고 싶어 했다. 그것이 사람들의 불안을 해소시켜 줄 것으로 생각한 것이다.

서장에서 내가 너무 자유롭게 에세이를 쓰기 시작했더니 편집자는 서둘러 제1장 이후의 제목을 보내주었다. 그 제목에는 당신이 알고 싶어 했던 내용, 알고 나면 조금이라도 불안이 없어질 수 있는 내용, 즉 편집자가 의사에게 쓰게 하고 싶은 내용이 빽빽하게 농축되어 있었다.

편집자에게 받은 1장부터 3장까지의 제목을 다시 되짚어 보자.

제1장: "병원"의 진짜 모습

의학 드라마와 현실의 차이점은? / <병원 안에서는 상식> but <병원 밖에서는 비상식> / 의사가 아플 때 병원을 고르는 기준 / 살벌한 병원 안에서 마주치는 훈훈한 에피소드

제2장: "의사"의 진짜 모습

대학병원과 동네병원의 의사 / 구태의연한 의사 세계? / 못 해 먹겠다! 라고 생각하는 순간 / 지금까지 만났던 유달리 개성 강했던 의사 선생님들 / 의사 자신의 건강에 대해 / 의사가 글을 쓴다는 것에 대해

제3장: "병에 걸리다"의 진짜 모습

사람들이 제일 관심이 많은 것은 <암> / 병에 걸린다는 불안에 대해 / 병을 진단하는 것에 대해 / 어떻게 병과 싸워나갈 것인가?

제1장과 제2장 제목은 그대로 채택했다. 제3장은 내가 조금 고쳐 썼지만 내용은 거의 같다.

제2장의 끝을 쓸 때쯤에야 병원이나 의사, 병, 또 본인까지도 제삼자가 되어 바라보게 되는 〈환자〉의 처지가 보였다. 환자는 주인공이자 관객이었다. 이를 토대로 의료를 극장에 비유하며 제 3장을 썼다.

제4장을 앞두고 잠시 숨을 고른다.

내가 마지막으로 써야만 하는 것은 무엇일까.

어느 정도는 알 것 같다. 그래도 편집자에게 다시 메일을 보냈다.

<제1장부터 제3장까지의 원고를 보냅니다. 마지막 장에 내가 무엇을 써야 할까요?>

편집자가 새로 보내준 제목을 보니 내가 어렴풋이 생각하고 있던 것에 확실히 윤곽이 잡혔다. 메일에는 이렇게 적혀 있었다.

제4장: 앞으로의 의사와 환자에 대하여

환자의 의료 리터러시에 대해 / 왜 <병리 의사의 책>이 베스트셀러가 되었을까? / 환자를 대하는 태도에 대해 / 의사와 환자의 신뢰관계란? / 의사 자신의 행복과 환자의 행복에 대해

식상한 표현이지만 정말 〈무릎을 '탁' 칠 만큼〉 기뻤다.

맞다. 딱 맞다.

의료 극장을 완성하는 마지막 요소는 환자다. 그러니까 간단히 생각해서 제4장은 〈환자에 대해〉 쓰면 된다.

하지만 편집자는 덧붙여서 <의사와 환자에 대한 것>이라고 했다. 딱이다. 듣고 보니 이것 외에는 없다.

환자라는 구성요소를 단역으로 무대에 올리는 것이 아니라 곁에 함께 서 있는 의사와의 관계를 고려해 이야기를 풀어나간다는 것. 배우 혼자만의 개성이 아니라 팀으로서 극단이 만들어내는 케미스트리에 대해 쓰는 것.

과연 편집자다……

나는 〈의료의 프로〉일지는 모르지만 〈의료에 대해 이야기하는 프로〉는 아니라는 것을 새삼 깨달았다. 또한 편집자처럼 〈이야기를 전달하는 프로〉와 합심해서 책을 만들면 이렇게 쓰고 싶은 것이 구체적으로 보인다는 것도.

지금까지 내가 쓰는 글을 가장 잘 알고 있는 사람은 바로 나 자신이라고 생각했다. 하지만 이번에 편집자의 제안에 따라 주제를 찾으면서 내가

가진 지식을 유기적으로 연결하는 새로운 방법을 여러 개 발견할 수 있었다.

의료를 극장에 비유해 본 것도 이번이 처음이다.

글을 쓰다 보니 알고 있는 지식을 다른 사람에게 전달하는 방식을 터득하게 된 셈이다. 나는 내가 쓰는 글을 전혀 모르고 있었다.

이 책의 서장에서 다음과 같이 썼다.

나는 내가 제일 잘 알아, 같은 말을 아무렇지도 않게 하는 사람을 보고 있을 때면 이런 생각이 든다.

자기 등에 있는 점이 몇 개인지도 모르면서.

장내 세균의 수도 모르면서.

쓸개관이 몇 번이나 나누어지는지 생각해 본 적도 없으면서.

이렇게 써놓고는 내가 세상에 무엇을 이야기하고 싶은지 안다고 생각했다. 허허, 웃어버리고 말았다.

내가 무엇을 얼마나 알고 있는지 생각보다 잘 모르고 있다는 생각이 든다.

다른 사람들에게 자신이 알고 있는 것을 어떻게 전달하는가 하는 것도 어려운 일이다.

이것은 비단 나만의 고민은 아닐 것이다.

예를 들어 병에 맞서는 환자.

그리고 환자에게 설명해야 하는 의사.

그들 또한 무엇을 알고 있는지도 모르고, 어떻게 전달하면 좋을지도 모른 채 무대에 서 있는 것은 아닐까?

이 책을 쓰면서 의사를 비롯한 의료인들이 여러분에게 어떻게 의료 지식을 전달해 가야 할 것인가에 대해 전에 없이 깊이 고민하고 있다.

내가 환자였을 때를 한 번 더 생각하며 환자가 의료 지식을 얼마나 활용할 수 있는지를 생각했다.

생각 끝에 도달한 것이 편집자가 보낸 제목에 담겨 있었다.

<의료 리터러시>다.

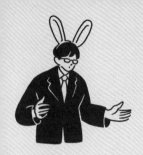

단순히 병의 종류가 아니라
큰 틀을 알자.

배우 프로필보다 극장의 무드

의료 리터러시(Literacy).

'적절한 의료 서비스를 받기 위해 정보를 취사선택해 활용하는 기술'이라는 뜻이다.

병에 걸렸을 때 정보는 매우 중요하다.

의사도 환자도 그렇게 생각한다.

이렇게 말하는 나도 늘

〈아, 어떻게 하면 환자가 조금이라도 옳은 의료 지식을 습득할 수 있을까. 어떻게 홍보해야 효과적일까.〉

라고 고민했다.

하지만 이 책을 쓰면서……

의료를 애드리브가 많은 군상극에 비유해 적군 역할의 배우도 아군 역할의 배우도 모두 다수인 거대한 연극이라는 설명을 하다 보니 〈옳은 의료 지식〉에 대한 생각이 조금 바뀌었다.

나는 병원이나 의사, 병에 관한 지식을 풍부하게 가지고 있다.

직업이 병리 의사니 당연한 일이다.

그러나 막상 책을 쓰려고 하니 편집자의 조언 없이는 〈무엇을 어떤 순서로 말해야 할지〉, 〈어떻게 써야 할지〉 알 수 없었다.

이런 반성의 과정에 힌트가 있었다.

지식을 전달하는 것에는 기술이 필요하다. 말하는 순서가 중요하다. 말투도 고민해야 한다. 모든 것을 말해도 잘 전달되지 않지만 그렇다고 너무 적게 말해 내용이 충분하지 않으면 오해가 생긴다. 〈알고 있는 것〉만으로는 전달할 수 없다. 말하는 기술과 방법이 적절해야 알고 있는 것을 가르칠 수 있다.

앞서 말한 내용은 내가 〈의료인 쪽〉 입장에서 의료에 관련된 여러 가지를 말하려고 했을 때 깨달은 것이다.

이것은 그대로 〈환자 쪽〉에도 적용된다.

2장에서 목이 딱딱하게 굳었던 일을 말했었다. 그때 나는 의학 지식이 없던 고등학생이었고, 목이 굳었을 때 〈이걸로 죽는 건 아니겠지?〉라는 불안감을 맛보았다.

의사가 된 후에 요통이 생겼을 때에도 〈내 요통의 원인이 허벅지에 있다〉는 것을 의사인데도 전혀 알 수 없었다. 허벅지 뒤쪽의 근육인 넙다리 뒤 근육(Hamstring muscle)의 한쪽 끝이 허리뼈에 부착되어 있다는 것을 알고 있었는데도 넙다리 뒤 근육이 굳으면 연결된 허리 주변의 근육들도 피로해질 수 있다는 실질적인 해석은 할 수 없었던 것이다.

나는 의사였고, 이미 옳은 의학 지식을 가지고 있었다.

그럼에도 그 지식을 어떻게 응용하면 자신에게 도움이 되는지 판단할 수 없었다. 지식이 있어도 불안은 해소되지 않았다.

그렇다고 내가 전혀 성장하지 않은 건 아니었다. 어른이 된 나는 고등학생이었던 나보다 의료 리터러시를 조금 더 많이 가지고 있었다. 즉 내 통증을 해결하기 위해 병원을 어떻게 이용하고 어느 과에서 진료를 받아야 하는지 알고 있었다. 그래서 내가 가진 문제에 가장 잘 대응해 줄 수 있는 의료인들, 즉 정형외과 의사나 물리치료사에게 간 것이다.

의료 극장에 요통이라는 적이 등장했을 때 적절한 대응을 할 수 있는 아군의 배우들과 팀을 이루었다. 그리하여 무사히 요통이라는 복잡하고도 기괴한 군대를 쓰러뜨릴 수 있었다.

이 경험은 나에게 의료 리터러시의 본질을 말해주고 있었다.

의료 정보를 수집하는 것은 배우의 프로필을 아는 것에 불과하다.

의료를 잘 활용하기 위해 필요한 것은 단편적인 의학 지식을 이것저것 긁어모아 이론으로 무장하는 것이 아니다.

한 사람이 혼자서 기억할 수 있는 정보량에는 한계가 있고, 정보 하나하나를 유기적으로 연결해서 활용하려면 노하우와 경험이 필요하다. 그렇기 때문에 혼자 해결하려고 해서는 안 된다.

세상의 의료 정보를 활용하려면 그때그때 믿을 만한 사람들과 팀을 짜서 단체전을 벌여야 한다. 그것을 위해 병원이 있다. 고독하게 인터넷에서 지식을 주워 모으며 불안을 키우는 것보다 병원에서 많은 전문가와 상담하고 소통하면 안심할 수 있게 된다.

하나하나의 의학 지식은 〈의료 극장에 출연하는 배우의 프로필〉 같은 것이다.

예를 들면 이렇다.

• 막창자꼬리염(충수염): 사람들에게 <맹장염>으로 알려져 있다(*틀린 명칭). 막창자 아래쪽의 꼬리에 염증이 생긴 것으로, 악화되면 복막에 염증이 퍼지며 강한 통증을 동반한다. 방치하면 천공이 생길 수도 있다. 초기에는 복부

에 뚜렷하지 않은 통증이 있지만 염증이 진행되면 막창자꼬리가 있는 위치 (일반적으로 배의 오른쪽 아랫부분)로 통증이 쏠린다.

이는 올바른 의학 지식이다.
하지만 막창자꼬리염이라는 배우의 프로필을 안다고 해서 실제로 배의 오른쪽 아랫부분이 아플 때 우리가 환자로서 무언가 알아채고 그에 맞게 대처할 수 있을까. 다시 말해 스스로 막창자꼬리염이라고 진단하고 치료할 수 있을까? 그것은 무리다.

의학 지식을 기억하는 것은 〈상대 배우의 프로필을 암기〉하는 것과 비슷하다. 물론 배우의 특성은 그대로 무대에 반영되겠지만 극 전체에서 무슨 일이 일어나고 있는지를 파악하기에는 너무 미미한 정보인 데다 막상 자신이 출연할 차례가 되면 어떻게 연기하면 좋을지를 가르쳐주지도 않는다.

다시 생각해보자. 현재, 의료인들과 매스컴에 의해 세상에 알려진 의학 지식 대부분은 〈배우 소개〉에만 치중하고 있지는 않은지.
의학 지식을 소개하는 사람들을 보면 특정 배우 한 명을 집중 조명하여 그 정보를 전달하는 식이다. SNS가 대표적인 예로, 짧은 내용을 골라 읽을 수 있도록 하는 문화가 이런 트렌드에 더 박차를 가하고 있다.

<위암은 어떤 암인가?>
<담배가 몸에 나쁜 이유>

<새로운 항암제의 등장>
<트랜스지방산이 몸에 어떤 영향을 끼치는가?>

눈에 잘 들어오는 제목의 건강정보 기사가 매일 공유되고 있다.

TV에서 어느 식품이 건강에 좋다고 말하면 다음 날 마트에서 그 식재료가 동이 난다.

병으로 쓰러진 연예인이 있으면 다음 날 인터넷 뉴스가 그 병에 관련된 제목들로 도배된다.

물론 이런 것들이 전혀 쓸모없는 정보는 아니다.

오히려 우리의 흥미를 강하게 불러일으키는 기사다. 하지만 이런 기사가 제공하는 것은 어디까지나 〈배우의 프로필〉에 지나지 않는다.

무대를 더욱 깊이 이해하기 위해 팸플릿을 펼쳐 배우의 프로필을 훑어보는 것은 자연스러운 일이다.

하지만 자신이 배우가 되어 직접 무대에 오를 때, 무대에서 어떻게 하면 좋은 연기를 보여줄 수 있을지를 생각하며 〈연기 방법〉을 고민하는 단계에서는 같이 공연하는 배우의 프로필만 암기하는 것이 실질적으로 별로 도움이 되지 않는다.

극장의 규칙을 좀 더 전체적으로 이해하는 것이 좋다.

무대에 함께 올라가서 아군이 되어 줄 믿을 만한 의료인들과 연기에 대해 협의한다. 프로필만 보지 말고 실제로 어떻게 움직일 것인가를 상의한다.

구체적으로 말해서, 혼자서 의료를 이해하려고 하지 말고 주치의나 병원 직원들과 〈전망〉이나 〈병원 이용 방법〉을 제대로 상의하라는 것이다.

의료극에 출연하는 적은 기본적으로 군대 형태다. 암세포가 혼자서 싸움을 걸어오는 일은 없다. 그리고 적을 맞이할 아군도 머릿수가 많은 군대다. 아군과 적군은 복잡하게 얽혀서 전쟁을 치른다. 군상극이자 다수의 문제다.

이런 무대에서 배우 한 명이 공연의 결말을 결정짓는 경우는 없다. 복잡한 힘의 관계가 팽팽하게 맞서다가 공방전 끝에 결론이 난다.

그렇기 때문에 고독하게 혼자 싸우려 하지 말고 우리 편을 늘려야 한다. 정보 하나하나에 일희일비할 것이 아니라 종합적인 균형으로 승부를 겨뤄야 한다.

우리 의료인도 〈배우의 프로필〉만 범람하는 지금 상황에 책임이 있다. 극장의 큰 틀을 보여주기 위해 좀 더 노력을 해야 한다.

연극 법칙을 무시하는 엉터리 의료

예를 들어 〈○○만 마시면 암이 낫는다〉는 정보.

이런 정보는 〈○○〉라는 식품을 흡사 〈무대의 모든 판도를 바꿀 수 있는 배우입니다〉라고 선전하는 것과 같다. 그런 배우가 있다면 엄청난 대스타가 될 것이다.

그러나 이것은 진시황 한 사람만으로 천하통일이 가능했다고 하는 것만큼이나 말도 안 되는 소리다. 춘추전국시대가 그렇게 간단히 끝날 리 없다는 것은 누구라도 금방 알 수 있다. 의료극을 혼자서 결판 낼 수는 없다. 이것이 가장 기본적인 〈법칙〉이다.

단 하나의 배우만 묘하게 집중적으로 다루는 정보 중에는 많은 〈거짓〉과 〈과장〉 그리고 〈사기〉가 섞여 있다. 이른바 가짜 의학이나 사이비 과학이라 불리는 것들은 대개 배우 하나에 대해서만 말한다.

<최신 면역 요법으로 암을 100% 고칩니다!>
<육식을 중단하면 몸의 저항력이 높아져 병이 낫습니다!>
<태반에서 추출한 영양제로 호르몬 균형을 맞출 수 있습니다!>

위의 말은 모두 거짓말, 허구다. 무대를 얕보지 말라고 말하고 싶다.
군상극에 100%는 없다.
상세한 관찰과 분석이 없는 치료법은 선무당의 약속과 같다.
우리의 몸은 다리가 두 개뿐인 야지로베*가 아니다. 다리가 수억 개인 야지로베에 한가지 물건만 매달아서는 절대 균형을 맞출 수 없다.

몸 안이라는 전쟁터에서 사람들은 〈엄청나게 효과 좋은 폭탄〉 같은 것에 의존하고 싶어 한다. 어떤 마음인지 이해는 된다. 누구라도 간단히 해결하고 싶어 하니까. 손쉽게 평화를 되찾고 싶은 마음이야 당연하다.
그렇지만.

---

*긴 막대기에 추를 매달고 좌우 균형을 맞춰 막대가 넘어지지 않도록 하는 일본 장난감

어떤 버섯을 먹으면 만병이 낫는다던가.

어떤 약수를 마시면 암이 사라진다던가.

이런 말들은 의료 극장에 대해 조금이라도 안다면 직감적으로 〈말도 안돼!〉하며 알아차릴 것들이다.

키워드는 여기까지 반복해서 말해온 〈군상극〉, 또 〈복잡하다는 것〉이다.

의료 극장에 <모든 것을 완벽하게 해결하는 단 하나>는 존재하지 않는다. 원리적으로 불가능하다. 과거 인류의 역사에 한 번이라도 〈단 하나의 훌륭한 방법〉이 전쟁을 종결시킨 적이 있었던가. 동네 불량배와 경찰의 몸싸움 같은 소규모 싸움이 아니라 나라와 나라가 싸우는 큰 전쟁에서 단하나의 무기로 전세가 결판났던 적은 한 번도 없었다.

〈있었잖아〉라고 하는 사람은 역사를 다시 제대로 배우길 바란다.

어떤 무기가 〈전쟁을 종결시키는 계기 중의 하나〉가 된 적은 있다. 하지만 그 무기 〈단독〉으로 전쟁을 끝낸 적은 없다. 어떤 무기가 투입되기까지는 긴 충돌의 역사가 있다.

그 무기를 사용하면 아군과 적군에 어느 정도의 영향이 있을지, 상대의 약점이 어디인지, 왜 이것을 사용하면 전황이 크게 바뀔 것이라고 확신하는지 등을 생각하고 또 생각해야 한다. 이를 반복하며 수면 아래에서 무수히 겨루다 마지막 결정적인 순간에 상징적인 무기가 등장한 적은 몇번 있었다.

그렇지만 이것은 〈버섯 하나로 모든 병을 고친다〉 같은 안이한 해결 방법과는 전혀 다르다.

<기적>이라는 단어에 대해서도 말하고 싶은 게 있다.

의료 극장에서 가장 의지가 되는 존재는 의사나 간호사 같은 의료인들이 아니다. 바로 환자 자신의 체력과 면역이다. 아군의 면역은 일상적으로 암의 싹을 공격해 제거하고 있다. 몸 안에서 불량배가 마피아로 자라기 전에 조용히 평화를 지켜주고 있다.

그런 강력한 아군의 방어망을 어느 순간 〈기적적으로〉 빠져나간 엘리트 암이 나타난다. 국민 2명 중 1명은 살다가 언젠가는 의료 극장에서 암과 마주친다. 극장의 막이 오르고 관객이 무대를 바라보았을 때 그곳에 있는 암세포들은 이미 몇 번이나 〈기적적인 생존〉을 한 강자들이다.

우리는 그런 〈기적의 암세포〉들을 전략적으로 약화시키려고 한다. 가능하면 전멸시키려고 시도한다. 적어도 팽팽한 교착상태까지는 어떻게든 끌고 가고 싶다. 여기에는 수많은 고도의 전략이 필요하다. 기적적으로 살아남은 암세포를 과학과 지성으로 쓰러뜨리는 것. 이것이야말로 〈의료 리터러시〉라고 생각한다.

버섯 하나로 만병을 고친다? 육식을 그만두면 암이 사라진다?

의료인이 보았을 때 이건 정말이지 불가능한 일이다.

의료 극장의 장기 공연이 어떻게 전개되는지 이미 알고 있기 때문이다.

<기적같이 살아남은 암>에 맞서서 <대책 없는 버섯>으로 싸울 수는 없다.

이렇게 쓰면 때때로 〈의사가 항암제를 쓰는 것도 버섯이나 약수 먹는 것과 같은 것 아닌가?〉라고 반론하는 사람도 있다.

항암제가 무엇인지 잘 모르니 이런 말을 하는 것일 테지. 의료인이 제대로 된 정보를 주지 못한 탓이다. 정말 죄송하게 생각한다.

환자도 가능하면 의료 리터러시 능력을 높이는 노력을 해 주었으면 한다. 적과 아군이 각각 대군을 일으켜 의료극에서 대치하고 있는 모습을 상상해 보자.

환자 곁에는 간호사가 있다. 사회복지사와 영양사도 있다. 약사는 물론 물리치료사와 재활치료사도 있다.

그리고 의사들이 전쟁터 여기저기 사방을 살핀다. 적의 약한 지점을 파악해 거기에 항암제라는 이름의 대포로 집중포화를 한다. 지극히 철저한 작전행동이다.

서장에서 말한 종양내과 의사를 기억하는가. 그들은 가이드라인이라는 이름의 〈군사전략서〉를 펴서 읽으며, 약사나 방사선과 의사, 병리 의사 같은 〈군사들〉과 회의를 한다. 적절한 타이밍에 적절한 양의 무기를 신중하면서도 대담하게 투입한다.

이런 과정을 거쳐 사용되는 것이 바로 〈항암제〉다.

항암제를 사용하는 것은 환자가 무대 위에서 혼자 버섯이라는 이름의 총을 들고 수만 명의 적군에게 돌격하는 것과는 완전히 다르다.

〈동물실험에서 쥐의 몸무게가 40%나 줄었습니다. 다이어트에 효과적입니다.〉

쥐 한 마리에 사용해 본 약을 극장에 북적거리는 배우들에게 쓴다고 해서 같은 효과를 얻을 수 있을 것이라고는 생각되지 않는다.

〈본 병원은 치료가 불가능하다고 알려진 말기 암에도 효과가 있고 부작용도 전혀 없는 매우 안전한 면역 요법을 시행하고 있습니다.〉

안타깝지만 환자·의료인 연합군이 치밀한 작전행동 끝에 일진일퇴의 공방전을 펼치는 〈암과의 전쟁〉에서 아군에게 어떤 피해도 주지 않고 이기는 방법은 없다.

대전투의 개전 직전, 간다나 테레사 수녀가 양쪽 진영 앞으로 걸어가서 〈전쟁은 그만둡시다〉라고 말하면 그 전쟁이 멈출까? 혹은 적군만 전멸시키고 아군은 모두 무사한, 그런 일이 있을 수 있을까?

비법은 없다.

기적도 없다.

그렇지만 희망이 없는 것은 아니다.

우리 의료인이 〈기적〉이라 생각할 정도로 회복하는 경우도 있을 수 있다. 있을 수 있지만 그것은 누군가가 소개해 준 좋은 약이나 민간 요법의 효과는 아니다. 의료 극장에서 남몰래 노력하고 있던 환자의 체력과 면역이 적군을 우연히 전멸시켜준 것뿐이다.

의료인과 환자는 팀을 짜서 현명하게 무대에서 연기해야 한다.

의료 리터러시의 뿌리는 우리가 지금 있는 곳이 〈극장〉이고 당신은 혼자가 아니라는 것을 아는 것에 있다.

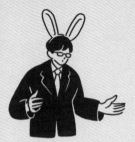

〈무조건〉이란 말을 쓰지 않는
의료인 vs 사이비 의학

컬트 퀴즈와 오페라 가수

의료는 군상극이고 많은 배우가 관련된 복잡한 드라마이다. 그리고 환자는 혼자가 아닌, 많은 의료인과 함께 팀을 짜서 싸울 수 있다.

의료 극장의 〈무드〉라 부를 수 있는 이러한 사실은 우리 의료인이 볼 때는 당연하다. 하지만 환자들은 아직 이 무드를 잘 모르는 것 같다.

그렇다. 의료인이나 출판사, 미디어 등은 의료 극장의 분위기나 특성을 세상에 알리는 데 꽤 고전하고 있다.

전혀 알려지지 않은 것은 아니다.

괜찮은 지점까지는 왔다고 생각한다.

확실히 옛날보다는 의료 정보를 널리 알릴 수 있게 되었다.

그러나 반복해서 말하지만, 인간은 정보를 알고 있는 것만으로는 활용할 수 없다. 배우의 프로필에서 만족하지 않고 극장을 구성하는 요인이 매우 많다는 것을 제대로 알려야 한다. 무대에서 내 편이 되어 줄 사람을 찾는 방법도 더 알기 쉽게 일반화시켜 세상에 널리 퍼뜨려야 한다.

다시 말해, 병원이나 의료인과 팀을 짜는 요령, 그들과 커뮤니케이션 하는 법, 주치의가 있는 것의 장점 등을 더 강하게 퍼뜨리는 것이 좋을 것이라고 생각한다.

의료 리터러시는 아직 보급되어 있지 않다.

이것이 위기라고 느껴지는 이유는 SNS를 비롯한 현대의 고도의 정보기술이 그 실상을 우리에게 바로 전해주고 있기 때문이다.

SNS에 의해서 지금까지는 수많은 사람들 속에 파묻히고 있던 〈개인의 비명〉이 들리게 되었다. 그동안은 들리지 않았던 목소리가 잘 들리게 되었다.

이제 우리는 이전보다 훨씬 더 많은 〈속아 넘어간 사람들〉을 알게 되었다. 이렇게 괴로운 일을 겪고 있는 사람이 있었다는 것을 알아 버렸다.

물론 사이비 의학에 속아 넘어간 사람들뿐만 아니라 표준 의학의 혜택을 받아 잘 된 사람의 목소리도 들린다. 그 덕에 〈제대로 표준 의료를 활용하는 사람들〉도 많다는 것도 알게 되었다. 잘된 일이라고 생각한다.

그렇지만 마트에 비치된 고객 소리함에 불만스러운 의견이 주로 투고되듯이 속아서 억울한 사람들의 목소리가 더 많이 들리기 마련이다. 그러니 한 번 수면으로 드러난 문제를 내버려 둬서는 안 된다.

그래서 일 것이다.

SNS에서 의료 리터러시를 전하기 위해 노력하는 의료인들을 많이 볼 수 있다.

그들 중 일부는 〈사이비 의학 패거리〉를 비판한다.

〈의학적 근거가 부족한 수법으로 환자들로부터 금전을 갈취하는 사람들〉을 인터넷에서 찾아내, 빈틈없는 근거를 바탕으로 마구 공격한다. 기특하다. 고개가 절로 숙여진다.

하지만 안타깝게도 이런 싸움은 좀처럼 이기지 못한다.

의료인들이 아무리 과학적으로 사이비 의학을 비판해도 여간해서는 그것이 〈명확한 승리〉로는 이어지지 않는다. 사기꾼들이 계정을 지우거나, 이미 출판된 책을 회수하거나, 영업활동을 그만두게 하지 못하고 있다.

가만히 있을 수는 없다며 정의감으로 맞서는 것은 좋았지만 진흙탕 같은 장기전 끝에 결국 적을 놓치고 만다.

예전에 곤도 마코토라는 사람이 〈암과 싸우지 마〉라는 책을 낸 이후, 많은 의료인들이 격노해서 그 책을 비판하는 책을 연이어 출판했다. 그러나 일명 〈곤도 마코토 포위망〉을 형성한 의료인들이 낸 책의 매출 전부를 합쳐도 곤도 책 한 권의 매출보다 훨씬 적었다.

물론 책을 단순히 매출 차이로 비교할 수는 없다. 의사들이 제대로 쓴 책을 읽은 후 곤도의 말이 이상하다는 것을 깨닫고 의료 극장으로 돌아와 표준치료를 성공적으로 받은 사람도 여럿 있었다.

그런 점에서 곤도를 비판한 사람들의 책에도 의미가 있었다. 무의미한 것은 아니다.

……그렇지만 굳이 말하자면.

우리가 판매 부수에서 곤도에게 계속 지고 있다는 사실은 지금까지의 방식이 부족하다는 방증이다. 사이비 의학은 과학적인 근거를 갖춰 반박하는 것만으로는 이길 수 없다.

사이비 의학을 각개전투로 비판하는 것도 의미는 있다. 하지만 그것만으로는 불충분하다.

불충분에 방점을 찍은 데는 이유가 있다. 이걸 이유라고 해야 하나, 어쨌든 쓰라린 추억이 있다.

예전에 트위터에 〈사이비 의학을 말하는 사람들을 개별적으로 비판하는 것은 의미가 없다〉고 쓴 적이 있었다.

그러자 같은 의료인들로부터 〈우리가 사이비 의학을 비판하는 것을 부정하지 마〉, 〈무의미하다고 말하지 마〉, 〈아군의 싸우는 방법을 부정하지 마〉 등의 멘션을 받으며 호되게 혼이 났다.

그들의 마음도 이해한다.

〈이길 수 없는 싸움이라고 해서 가만히 있을 수만은 없다〉는 비장한 결의다. 체념을 각오로 바꾼 것이다. 우습게 볼 것이 아니다. 쓸데없다, 무의미하다고 딱 잘라 말한 것은 인정머리 없는 행동이었다고 생각한다.

사실 그들은 숫자로는 드러나지 않는 환자와의 일대일 대화에 희망을 걸고 있었던 모양이다. 참된 의료인다운 태도다.

그렇지만 나는 의료인인 동시에 연구자이기 때문에 효과가 별로 없는 '치료'를 볼 때면 〈새 치료법 개발〉을 꿈꾸게 된다.

이미 하고 있는 것 외에 우리가 더 할 수 있는 일은 없을까.

지금처럼 사이비 의학을 개별적으로 비판하는 것보다는 애초에 사람들이 사이비 의학에 속지 않게 해주는 더 근본적인 방법은 없을까. 사이비 의학자는 돈을 못 벌게 한다든지 해서 아예 사이비 의학으로 장사하려는 사람이 줄어들게 할 수 있는 방법은 정말 없는 걸까.

적은 강하다.

현재 우리는 사이비 의학에 비해 〈옳음을 증명하는 방법〉에서 한참 뒤처진다. 홍보력, 장사 감각 모두 완패다.

사이비 의학자들은 필력마저 좋다. 책 제목도 탁월하다.

게다가 우리 의료인에게는 불리한 점이 있다. 이미 각종 언론에서 언급된 바 있는 핸디캡이다. 몇 가지 예를 들어보자.

첫 번째.

양심이 있는 의사라면 〈무조건 낫는다〉는 말은 하지 않는다. 아니 할 수가 없다.

의학에는 〈무조건〉이라고 단언할 수 있는 것이 없기 때문이다. 의료 극장에서는 어떤 것이라도 반드시 예외가 있다.

하지만 사이비 의학자는 〈무조건〉이라는 단어를 예사로 사용한다. 그들이 말하는 〈무조건〉은 단순한 거짓말이지만 환자 입장에서 보면 명확하고 너무나 달콤한 말이다. 〈꼭 낫는다니 한번 맡겨보고 싶다〉는 생각이 든다.

우리 의료인은 <무조건>이나 <괜찮다> 같은 단어를 선뜻 쓸 수 없어 크게 불리하다.

두 번째.

서장부터 계속 말했듯이 의학적으로 옳은 말을 하는 사람들은 기본적으로 일 중독에 성미가 급하다. 시간이 있건 없건 환자를 위해 봉사한다.

그러니 글쓰기에 그렇게까지 시간을 할애할 수가 없다. 그래서 옳은 정보를 전하는데 전력을 다할 수 없다.

반면에 사이비 과학자들은 본업 자체가 사람을 모으기 위해 정보를 뿌리는 것이다. 정보 전달에 임하는 진심의 정도가 다르다.

세 번째.

생존자 편향의 오류일 수도 있지만 사이비 의학자들은 기본적으로 모두 말재주가 뛰어나다. 좋은 글을 못 쓰는 사이비 의학자는 애당초 살아남을 수 없기 때문이다. 한마디로 지금 우리가 상대해야 할 〈사이비 의학인〉들은 모두 험난한 출판 세계에서 살아남은 글의 달인들이라는 뜻이다.

의료인도 <알리기 위한 글>을 쓰는 시대

지금까지 말한 것은 이미 사람들에게 계속 지적받아온 것들이다. 여기에 한 가지 더 추가하고 싶다. 의료계의 구조적인 문제라고 할까, 지금까지 별로 언급되지 않았던 〈의료계의 악습〉에 대해 한마디 하고 싶다.

아무래도 의료 업계의 사람들은 자기가 쓴 글을 〈전문가에게 교정받을 기회〉가 너무 적다.

우리도 나름 자주 글을 쓰고 있다. 딱히 병리 의사에 국한된 이야기가 아니다. 의료인은 많든 적든 글을 쓴다.

그 글은 논문이거나 학회 초록이거나 소개장이거나 하여튼 의료적 전문성이 높은 글인 경우가 많다. 이런 글을 쓸 때 과학적인 내용에 대해서는 질릴 정도로 교정(전문가 체크)을 받는다. 당연하다. 의료계에서 나오는 글이 학술적으로 틀리면 의미가 없다.

하지만 〈표현을 알기 쉽게 바꾸라〉거나 〈조사의 사용법이 틀렸다〉거나 〈구성이 이해하기 힘들다〉 등 이른바 〈국어의 교정〉을 받을 기회는 없다시피 하다.

나를 예로 들어보자.

나는 지금까지 간호학과 학생을 위한 교과서, 일반인을 위한 에세이, 내시경 의사를 위한 교과서 등 다수의 책을 썼다. 의료잡지에 연재도 몇 번 했었다.

모두 어쨌든 상업적으로 세상에 유통하기 위한 것들이다. 그러니까 당연히 국어 전문가인 편집자들이 이것저것 문장을 고칠 것이라고 예상했었다.

그런데 지금까지의 원고 중 제대로 국어 정정을 받은 적이 단 한 번도 없다.

예를 들어 〈문장의 앞뒤를 바꿔야 한다〉 같은 말을 들은 적이 한 번도 없다.

〈여기 단락이 이해하기 어렵다〉고 편집자가 지적해 준 적도 없다.

기껏해야 오탈자를 고치고 외래어를 우리말로 고치는 정도다.

출판사가 항상 〈작가의 글〉을 너무나도 소중하게 여겨서 손을 못 대는 것일까. 그렇지는 않을 것이다. 의료계 이외의 서적에는 편집자의 의견이 좀 더 들어가거나 국어도 꽤 수정한다고 들었다. 무엇보다 이상한 것은 〈빼버려야 할 것〉이 없다는 점이다.

착각하고 살고 싶긴 하지만 솔직히 나는 내 글이 〈다른 사람이 고치지 않아도 될 정도로 훌륭하다〉고는 전혀 생각하지 않는다. 오히려 반대다. 어떻게 내가 쓴 글 같은 걸 고치지 않고 내버려 둘 수 있는지 이상하다고 본다.

나는 매일 블로그에 글을 쓰고 있다. 일주일 전부터 기사를 준비해서 공개하기 전까지 몇 번이나 다시 고친다. 그럴 때마다 〈뭔가 이해가 안 되는데〉라고 생각되는 부분이 계속 발견된다.

이렇게 몇 번이고 고친 후에 올려도, 다시 보면 표현이 쓸데없이 길거나 말하는 순서가 논리적이지 않은 경우가 부지기수다.

이런 점을 잘 알고 있기에 내 글이 전문가의 교정 없이 세상에 통할 정도라고는 생각하지 않는다.

그렇지만 의료 쪽 원고는 편집이나 교정 같은 작업이 거의 이루어지지 않는다. 전문성이 높으면 높을수록 과학적인 퇴고는 엄격하게 이루어지지만 〈흐름〉이라든가 〈표현〉에 대해서는 점검되지 않는다.

이건 이상하다고 생각한다.

어떻게 보면 다소 문장이 이해되지 않더라도 전문성을 방패로 〈의료인이 쓴 글〉로 인정받고 있는 셈이다.

분명히 우리 의료인은 글에 있어서는 굉장히 응석받이로 키워지고 있다.

어리광을 받아줘서 고맙다고는 생각한다. 나도 사람인지라 당연히 〈잘 쓴 글이네요〉라는 칭찬을 들으면 기쁘다. 그건 틀림없다. 일하는 틈틈이 열심히 쓴 논문이 의학적 내용은 몰라도 표현력 면에서까지 트집을 잡히면 화가 날 것도 같다.

그렇지만 말이다.

왜 의료 관련 출판사, 웹 미디어 등은 우리의 글을 좀 더 〈좋은 국어〉로 고쳐주려고 하지 않는 것일까. 〈편집〉이라고 하면 명문대를 나온 문과의 엘리트들이 넘치는 곳이 아닌가. 의료에만 전념해온 의료인의 글 같은 건 몇 번이라도 고치고 싶을 텐데.

……라고 쓰다가 생각난 것인데.

아마 이 또한 의사 쪽에 책임이 있을 것이다. 편집자들이 나쁜 것이 아니다. 사실 출판사와 편집자들은 우리에게 늘 잘해준다. 잘못한 것은 의사다.

우리는 평소에도 <뭔가 말하기 어려운 분위기>를 풍기고 있다. 작가도 아닌데 〈선생님〉이란 호칭으로 불리고 있기도 하고.

실제로 〈본업과는 별개로 글을 쓰는 것이니 그냥 이 정도로 책 냅시다〉 같은 태도를 가진 의사도 몇 명 알고 있다.

그렇기 때문에 우리가 쓰는 것은,

길다.

장황하다.

자세하기만 하고.

어렵기만 하고.

아, 전부 나에게 그대로 되돌아오는 말이다. 이렇게 해서는 〈글쓰기 프로〉
들을 이길 수 없다. 사이비 의학인데도 재미있고 흥미롭게 다뤄 믿음까
지 얻어내는 녀석들의 방식을 도저히 뛰어넘을 수가 없다…….

사이비 의학자들의 말은 의학적으로 틀린 것이 많다.

그들은 애초에 암세포라는 악역을 제대로 이해하지 못하고 있다. 아니면
의도적으로 암세포의 〈프로필〉을 무시하고 있다. 근거도 부족한 버섯,
약수, 잘 모르는 영양제나 아직 허가도 못 받고 검토도 충분히 이루어지
지 않은 해외 약품 등을 지극히 조잡하게 극장에 투입한다. 당연히 효과
가 없다.

거기에 의료인들이 울컥하는 것이다.

〈이봐, 적의 정보가 처음부터 틀렸잖아. 사용하는 무기도 온통 틀린 것
뿐이야. 고작 버섯 하나 들려주고 적군을 쓰러뜨리라는 거냐.〉

그런 후 의료인은 배우의 '올바른 프로필'을 보여준다…….

이 싸움은 숭고하다. 의미가 있다. 비장함도 감돈다.

그렇지만 환자들에게는 대체 어떻게 보일까.

가짜 의학자들과 진짜 의료인들이 배우들의 프로필을 주제로 매니악한
퀴즈 대전을 벌이는 것처럼 보이지는 않을까.

퀴즈에서 싸워서 이겨봤자 환자들이 볼 때는 그저 〈컬트 퀴즈 승부〉*에 불과하다. 의료 극장에서는 여흥 거리 하나도 되지 못한다.

반면, 사이비 의학자들은 능숙한 문장과 훌륭한 판매 감각으로 극장 전체의 분위기를 자기 색으로 물들이고 있다. 무대 한가운데에서 마치 오페라 가수처럼 낭랑하게 노래하고 있다.

이 노래는 실제 전쟁의 상황에 아무런 영향도 주지 못한다. 그래도 관객은 감동해 버린다. 노랫말의 뜻도 모른 채 그저 목소리 좋은 사람의 노래에 귀 기울인다. 연극의 세세한 뉘앙스도 모르고 주인공으로서 자신이 해야 할 대사도 서야 할 위치도 모르게 돼 버린다.

우리 의료인은 퀴즈는 이길 수 있어도 오페라 가수 같은 호소력 있는 목소리에 맞설 수 있는 수단이 없다.

의료 리터러시.

이 의학 정보는 도움이 될 거 같다, 혹은 이 정보는 신용하지 않는 편이 좋겠다. 이런 식으로 세상에 넘치는 의학 지식을 잘 취사선택하기 위한 능력.

의료 리터러시가 있으면 갑작스러운 오페라 가수의 출연에 마음을 빼앗기지 않고 무대의 주역으로서 때로는 관객으로서 의료인들과 함께 치밀하게 싸워나갈 수 있을지도 모른다.

어떻게 하면 세상에 의료 리터러시를 더 널리 알릴 수 있을까.

---

*특정한 장르에 국한하여 집중적인 설문·해답을 펼쳐 나가는 프로그램

극의 흐름은 완전 무시하고 성량과 음색으로 모든 것을 휘저어 버리는 사이비 의학. 어떻게 하면 그들을 꼼짝 못 하게 할 수 있을까.

팔짱을 끼고 곰곰이 고민하고 있던 나에게 깜짝 놀랄만한 소식이 날아들었다. 2018년 초쯤이었다.

어느 편집자의 메일에 쓰여 있었다.

〈나카노 선생님의 책이 벌써 5만 부 이상 팔렸나 봐요.〉

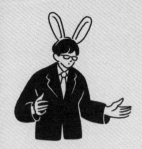

무섭기로 소문난
병리 선생님의 책이 어떻게
베스트셀러가 되었을까?

당신들은 어떤가, 의료가 만만한가?

〈무서울 것 없는 병리학 강의〉, 발매는 2017년 9월.*

저자인 나카노 토오루 선생님은 자신의 소속을 〈나니와*대학 의학부 병리학〉이라 주장한다. 트위터 프로필에도 〈목표는 개그맨 연구자〉라고 기재해 둔, 정말로 웃겨 보이는 얼굴을 하고 있는 나니와의 아저씨다.

나는 여러 매체를 통해 그의 소식을 듣고 있다.

〈일본 의사 신보〉같은 주간 의학 전문지에서는 〈나카노 토오루처럼 적당히 삽시다!〉라는 제목의 칼럼이 벌써 200회 이상 연재되고 있고, 웹사이트 〈HONZ〉나 서평 전문 잡지 〈책의 잡지〉 등 일반인을 상대로 하는 미디어에서도 다양한 서평을 담당하고 있다(모두 2018년 11월 기준). 엄청난 양의 책을 읽어 치우며 칼럼이나 서평을 쓰는, 재미있는 아저씨.

하지만 그의 진짜 정체는 무려 오사카대학 의학부 교수다. 후생유전학이라 불리는 분야에서 생명과학 연구에 독하게 몰두하는 진짜 연구자다.

원래부터 의사나 의대생 사이에서는 알 만한 사람은 다 아는 존재였다. 오사카대학 의학부 교수로서 당연히 학생 강의를 맡고 있는데, 그것이 <엄청나게 어려운 강의>로 유명하다. 시험에서 통과하지 못하는 학생이 수십 명이나 된다는 소문을 트위터에서 보았다.

〈어려운 시험을 낸다는 이유〉로 대학교수가 인터넷에서 소문이 나는 경우가 별로 없다 보니 무척 눈에 띄었다. 죄를 지은 것도 아니고 텔레비전에서 악명을 떨친 것도 아닌데 어려운 강의로 유명하다니. 흔한 일은 아

---

*한국에서는 〈알아두면 전혀 무서울 것 없는 병리학 이야기〉로 번역 출판
*오사카와 그 부근의 옛 지명

니다.

그가 맡은 강의는 〈병리학〉.

몇 년 전까지만 해도 매우 인지도가 낮은 분야였다. 지금이야 만화 〈프래자일〉 등의 영향으로 〈병리 의사〉와 같은 명칭이 세상에 어느 정도 알려졌지만 그래도 아직 〈병리학〉은 잘 알려지지 않았다.

병의 이치란 무엇인가.

〈질병학〉과는 다른 것일까.

일반인은 있는지도 잘 모르는 병리학 강의에서 의대생들을 대량으로 낙제시키는 흥미로운 나니와 아저씨.

그의 경력을 깊게 파고들어 보면 그가 보통 사람이 아니라는 것을 알수 있다.

그런 사람의 책이 지금 폭발적으로 팔리고 있다.

재미있어 보이는 아저씨가 쓴 책이니 잘 팔린다 해도 이상하지는 않다.

그렇지만 여기서 한 번 더 제목에 주목하기 바란다.

〈무서울 것 없는 병리학 강의〉

그렇다. 이 책의 주제는 의대생 사이에서도 악명 높은 <나카노 교수의 너무 어려운 병리학>이다. 오사카대학 의학부의 수재들조차 줄줄이 낙제점을 받을 정도의 고난도 강의가 일반인을 대상으로 하는 책으로 출판되었고 심지어 그게 몇만 부나 팔리고 있다니.

갑자기, 흥미가 생긴다.

병리학은 근본에 있는 법칙

병리학에서 배우는 것은 주로 <인간의 몸에서 무슨 일이 일어나면 병이

나는가>이다.

사람은 누구나 질병이나 상처에 대해 알고 싶어 한다.

감기에 걸리면 왜 콧물이나 기침이 나오는 것일까.

독감으로 열이 났을 때 그 열은 언제쯤 내릴까.

뼈가 부러져 깁스하게 되면 뼈는 언제, 어떻게 붙는 것인지 궁금해하기도 한다.

그렇지만 병원에서 일하지 않는 한 보통은 병의 상세한 기전까지는 알수 없다.

그런 것들을 자세히 잘 알고 있는 사람이 바로 의사다. 의사는 병에 대한 지식을 많이 가지고 있다. 병에 대해 알고 있기 때문에 진단을 하고 치료도 할 수 있다.

물론, 의사라고 해서 하루아침에 병에 대한 모든 지식을 습득한 것은 아니다.

〈의사니까 학생 때 병에 대해서 많이 공부했겠네요.〉

맞다. 병에 대한 것을 엄청나게 공부해 왔다.

다만.

학생들은 의과대학에 입학하고 나서 처음 3년 정도는 병에 대한 것을 거의 배우지 않는다.

이 사실은 잘 알려지지 않았다.

병을 배우기 위해서는 준비가 필요하다. 고등학교를 졸업하고 의대에 들어가자마자 바로 병에 관한 공부를 시작할 수 있는 것이 아니다. 갑자기 병에 관한 공부를 하려해도 사실상 불가능하다. 병의 종류가 너무 많기 때문이다.

세상에 도대체 몇 가지 병이 있는지 알고 있는가.

실은 나도 생각해본 적이 없어서 이번 기회에 한 번 조사해 보았다.

후생노동성의 자료에 따르면 세계보건기구(WHO)가 정한 질병을 분류하기 위한 코드 (ICD-10)에는 약 14,000여 개의 질병이 게재되어 있다. 하지만 이 14,000이란 숫자는 임상 현장에서 더 세세하게 분류되는 경우가 많다. 그러니 사실상 질병의 수는 수만 개라고 봐야 한다.

인간이 이 모든 것을 기억하는 것은 불가능하다.

그래서 병 하나하나를 배우기 전에 병의 근간이 되는 <기본 법칙>을 먼저 공부해 두어야 한다.

이 기본 법칙이 병리학이다. 병의 이치다.

병리학이란 의료의 근원에 있는 사고방식이다.

혈액의 순환과 그 이상, 면역의 기능, 염증이란 무엇인가, 피가 나오면 어떻게 되는 것인가, 영양 대사가 흐트러지면 무슨 일이 벌어지는가 같은 <몸에 일어날 수 있는 이상(異常)의 기전>을 배운다.

질병 하나하나의 상세한 특징을 배우는 것이 아니라 여러 질병에서 공통적으로 보이는 현상을 배우기 위한 학문이라고 할 수 있다.

예를 들어 암은 발생한 장기에 따라 각각 다른 특징을 가진다. 위암은 소화기학에서, 자궁경부암은 산부인과학에서, 폐암은 호흡기학에서 배운다. 의대생은 이런 것들을 각각 배우기 전에 <암 전체에 공통되는 하나의 이미지>를 병리학에서 배운다.

암이란 어떤 존재인가, 세포는 어떻게 증식하고 언제 이상을 일으키며 거기에 몸이 어떻게 반응하는지…….

병리학은 의료를 알기 위한 첫 단계로, 필수적인 학문이다. 비의료인이 의료인이 되기 위해, 의대생이 의사가 되기 위해, 피할 수 없는 등용문인 셈이다.

의대생에게도 인기 없는 "병리학 강의"가 일반인에게 통했다.

조금 상상해 보자. 지금 당신은 의대생이다.

미래에 의사가 되기 위해 숭고한 목표와 희망을 가지고 의대에 들어가, 지금부터 병과 치료법에 대해 확실히 배우겠다는 의지로 불타고 있다.

이때 〈서두르지 마. 병도 치료도 나중이다. 먼저 기본 법칙부터 확실히 공부하도록 해〉라는 말을 들으면 기분이 어떨까.

실제 의대생들은 무척 알기 쉬운 태도를 보인다. 금세 눈에 띌 정도로 의기소침해진다.

그들은 한시라도 빨리 〈질병에 대한 자세한 지식〉을 알고 싶어 한다. 〈치료법〉을 배우고 싶어 하고 〈진찰 방법〉과 〈검사 결과를 보는 방법〉을 배우길 원한다.

비행기에서 승무원이 〈응급환자입니다. 승객 중 의사선생님 계십니까?〉라고 외치면 손을 번쩍 들고 당당하게 사람을 구하고 싶다. 배우려는 의지가 매우 높다.

그런데 우선은 〈기본이 되는 공부〉부터 하라는 말을 듣는다면….

지금까지도 대학입시를 위해 수학, 물리, 화학, 생물, 영어 등을 계속 공부해왔는데 의과대학에 들어와서도 아직 배워야 하는 것이 〈기초〉라니. 흥이 깨지는 것도 당연하다.

그래서인지 병리학 강의는 웬만해서는 별로 인기가 없다. 의대생들이 별로 좋아하지 않는다. 만약 아는 의사가 있으면 한번 물어보길 바란다. 〈학생 때 병리학에서 어떤 것을 배웠습니까?〉 이에 대답할 수 있는 사람은 거의 없을 것이다. 모두 기억에서 사라져버렸을 테니까.

아주 드물게, 영국 신사 같은 교수가 나타나 칠판에 4개의 단어만 쓰고 돌아갔다, 같은 세세한 에피소드를 기억하고 있는 괴짜가 있을지도 모르지만(누구지?), 그래도 어디까지나 예외다. 병리학은 기어에 남지 않는 학문이다.

그렇다고 쓸모없는 학문은 아니다. 오히려 그 반대다. 학생들은 병리학에서 배운 기초를 바탕으로 하나씩 하나씩 병에 대한 지식을 배워 간다. 졸업할 무렵에는 병리학으로 쌓은 토대 위에 많은 빌딩이 세워져 있을 것이다.

의대생들은 가엾지만, 나카노 선생님이 병리학 강의에서 심하게 어려운 시험을 내는 것은 충분히 납득할 만하다.

병리학은 병을 배우기 위한 기초이기 때문이다. 장차 의사가 되려는 사람들에게 응석은 용납될 수 없다. 학문의 진수를 철저히 배워야 한다.

한편, 요즘 엄청나게 팔리고 있는 나카노 선생님의 책 또한 병리학.

그 책이 5만 부 이상 팔렸다고 들은 순간(아마 그 이후 7만 부 가깝게 더 팔렸을 것이다), 직감적으로 〈쉽게 쓰인 책〉일 것이라고 예상했다.

의대생에게 병리를 가르치듯 썼을 리 없다. 일반인이 읽을 수 있도록 아주 알기 쉽게, 중요한 것만, 누구라도 간단히 읽을 수 있도록 쓰여져 있는 것이 틀림없다.

요리후지 분페이가 그린 일러스트가 무척 산뜻했다. 노란 표지도 눈에 확 들어온다. 공식 사이트의 홍보문구도 경쾌하다.

의학계가 떠들썩하다!
오사카대학 의학부 명물 교수가 쓴,
농담 따먹기 하듯이 배우는 병의 구조와 그 구성요소.
"〈동네 아저씨나 아줌마〉에게 읽힐 생각으로 쓴 재미있는 병리학 강의.
재미있는 잡담에 웃다 보면 어느새 병의 구조를 이해하게 되는, 지적 엔터테인먼트."

역시. 어려운 병리학을 일반인이 읽을 수 있게 간단히 썼나 보네.
이 책을 직접 읽기 전에는 그렇게 생각했다.

하지만.
실제로 이 책을 읽어보고 난 뒤에는 흥분을 감출 수 없었다.
이 책은 그리 간단한 것이 아니었다.
웃으며 읽을 수 있다는 것은 거짓말이 아니다. 그렇다고 일반 책 같은 분위기는 아니었고 진짜 완벽하게 의학서였다. 오사카대학 학생들이 울면서 로빈스*를 읽으며 배우는 내용이 본격적으로 적혀 있었다.

---

*병리학의 유명한 교과서

확실히 표현은 매우 쉽다. 문장 하나하나가 길지 않다. 주어 하나에 대해 서술어가 명확한 시원시원하고 깨끗한 문체. 간단한 듯 보이지만 실은 어렵고 센스가 필요한 말투다.

하지만 내용만큼은 수준이 높았고 생각보다 응석을 받아주지도 않았다. 의학용어도 생략되지 않았다.

솔직히 말해 이런 책이 잘도 팔렸다고 생각했다.

SNS에서 입소문을 잘 탄 걸까, 대기업의 미디어가 어쩌다 연속으로 다루어서 판매 부수가 올라간 것일까.

아마존의 리뷰를 봐도 〈생각보다 어렵다〉라는 감상을 드문드문 볼 수 있다……. 그런데도 잘 팔리고 있다.

왜지?

잠시 생각해본 후 곧 깨달았다.

리뷰에 〈내용이 꽤 어렵다〉고 댓글을 쓴 사람에게 편견이 있었다는 것을.

사실 이 책을 읽고 〈조금 어렵다〉고 말한 사람은 의대생이나 의료 관계자인 경우가 많다.

〈나는 의대생입니다. 그런데 이 책은 보통 사람에게는 조금 어려울 거 같습니다.〉

〈나는 의료관계자라 어떻게든 읽을 수 있지만 저자의 말처럼 '동네 아저씨나 아줌마'가 읽기에는 조금 어려울 것 같은데요?〉

내 의견과 같다. 하지만 살짝 걸리는 게 있었다.

의대생이나 의사가 아닌 사람은 오히려 〈알기 쉬웠습니다〉, 〈열심히 읽어

보니 재미있었습니다〉 같은 긍정적인 댓글을 달고 있는 것이었다. 간단하다고 하지는 않았지만 그렇다고 못 읽겠다고도 쓰여 있지 않았다.

알다시피 아마존의 리뷰는 기본적으로 신랄하다. 자기 주머니를 털어 산 책이니 조금이라도 마음에 들지 않으면 욕하고 깎아내리는 글이 잦다. 일반인은 〈만담을 통해 즐겁게 배우려고〉 이 책을 샀을 테니 이 정도로 어려운 것이 나오면 보통은 좀 더 호되게 헐뜯을 법도 한데 이상하다.

큰 위화감이 느껴졌다.

어쩌면 〈병리학을 전문용어로 설명하면 어렵다〉고 말하는 사람은 의료인뿐이고 오히려 일반인들은 별로 어렵게 느끼지 않는 것은 아닐까.

다시 한번 유명 미디어에 게재된 책의 서평을 읽어보았다.

허를 찌르는 유머러스한 말투 덕분에 순수하게 읽을거리로서 즐길 수 있다.

최소한의 전문용어와 기본원리만 머릿속에 새기면 술술 읽힌다. 킬링 포인트는 <의학의 논리란 아주 심플합니다.>

나카노가 가르쳐 주는 <병리>는 <알아두면 안심> 할 수 있는 핵심적인 내용으로 구성되어 있다. 이 내용을 아느냐 모르냐에 따라 의사의 말을 받아들이는 마음가짐이 달라질 것이다.

음.

책 읽기 전문가, 글쓰기 전문가, 심지어는 〈일반인의 시각〉에서 책을 읽는 전문가들까지 모두 알기 쉽다고 입을 모아 말한다.

한 설문조사업체에서 조사한 내용이다.

〈술술 읽힌 이 한 권의 책, '무서울 것 없는 병리학 강의'를 대체 어떤 사람들이 읽고 있는가?〉를 주제로 나카노 교수의 책을 산 사람이 〈어떤 책을 함께 사고 있는지〉를 조사했었다.

병리학책에 관심이 있는 사람들은 또 어떤 책에 흥미를 가지고 있을까. 꽤 재미있는 조사다.

그 결과를 인용하자면.

<무서울 것 없는 병리학 강의>의 독자가 구입한 책 상위 10

1. 그대들, 어떻게 살 것인가 / 요시노 겐자부로 / 매거진하우스

2. 의사가 가르쳐주는 최강의 식사 교과서 / 마키타 젠지 / 다이아몬드사

3. 일본사의 내막 / 이소다 미치후미 / 중앙공론신사

4. 유언 / 요로 다케시 / 신초샤

5. 불사신 특공병 / 코우카미 쇼지 / 고단샤

6. 일본의 군대 / 요시다 유타카 / 중앙공론신사

7. 남아있는 나날 / 카즈오 이시구로 / 하야카와쇼보

8. 증상을 알면 병을 알 수 있다 / 이치하라 신 / 쇼린샤

9. 미래 연표 / 가와이 마사시 / 고단샤

10. 노인 취급 설명서 / 히라마츠 루이 / SB크리에이티브

8위에 내 책이 있어 깜짝 놀랐다.

하지만 가장 충격적이었던 것은 그게 아니었다.

의료나 건강에 관련된 책이 고작 〈4권밖에 없다〉는 사실에 정말 놀랐다. 2위, 4위, 8위, 10위뿐.

나머지 6권은 의료와 관계없는 책이다. 1위 〈그대들, 어떻게 살 것인가〉와 7위 카즈오 이시구로의 책은 의료나 건강 책과 무관하게 원래 베스트셀러다.

즉 나카노 선생님의 책은 베스트셀러와 함께 팔렸다는 말이다. 〈의료 책만 찾는 사람들이 아닌 지극히 보통의 사람들이 찾고 있다〉고 생각할 수 있을 것이다.

홍보 문구 그대로 정말 동네 아저씨나 아줌마들이 산 것이다.

내가 뭔가 크게 착각하고 있었던 것은 아닐까.

사이비 의학과의 싸움에서 배우의 프로필을 정정하는 것에만 치중한 나머지 정작 극장의 분위기는 읽지 못한 상황인 것인가.

〈병의 근본을 말해주는 병리학은 난해하고, 일반인에게는 팔리지도 않겠지. 의대생조차도 힘들어하니까〉라는 생각.

이와 반대로 오히려 잘 팔리고 있는 나카노 선생님의 책.

이로부터 끌어낼 수 있는 답은 무엇인가?

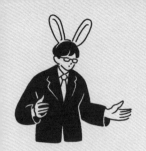

앞으로의 환자와
의료의 모습

라인댄스를 추는 법

어렴풋이 보이기 시작한다.

세상에 존재하는 무수히 많은 질병. 우리는 그 앞에서 늘 우왕좌왕한다. 병을 예방하는 방법은? 어떻게 치료해야 좋아질까? 건강하게 오래 살기 위해서는 무엇을 해야 할까?

복잡한 군상극이 공연되고 있는 의료 극장에서, 우리는 고뇌한다.

때로는 오페라 가수 같은 존재가 나타나 지금까지의 흐름을 끊어버리고 아름다운 목소리로 관객의 이목을 집중시킨다. 그 노래는 악역에게는 아무런 효과가 없는데도.

의료인은 인기를 끄는 이 가짜에 맞서 이 치료법은 거짓말이다, 이 건강법은 근거가 없다고 외치며 고군분투한다. 국지전이 반복되고 있다. 안타깝게도 끝이 없다.

그리고 생각했다.

〈배우 각각의 프로필을 돌아가며 수정할 것이 아니라 극장 전체를 지배하는 더 큰 법칙을 사회에 알릴 수는 없을까?〉

이 책을 쓰면서 많은 생각을 했다. 병원에 대해서, 의사에 대해서, 질병에 대해서 그리고 의료 리터러시에 대해서.

의료는 환자에게는 속이 보이지 않는 검은 상자와 같다. 상자 안에서 무슨 일이 일어나고 있는지도 모른 채 몸이 안 좋으면 상자 안에 뛰어들고, 그 안에서 뭔지도 모르는 처치를 받고, 그런 뒤에 상자 밖으로 나와보니 병이 나아 있는 식이다.

그런 상자는 그냥 싹 다 열어버리는 편이 좋다.

환자와도 〈비법〉을 공유하면 된다. 머지않아 환자와 의료인은 의료 극장에서 함께 군상극을 공연하게 될 것이다. 그렇다면 무대가 어떤지, 그 모습을 알아 두는 편이 좋다.

그럼 어떻게 하면 의료 극장의 무대 위의 모습이 보이게 될까.

여기까지 생각하니 어떤 가설이 떠오른다. 힌트는 나카노 선생님의 책이 팔리고 있다는 것.

열쇠를 쥐고 있는 것은 〈병리학〉이다.

병리학은 개별적인 질병들을 암기하기 전, 의대생이 꼭 배워야 하는 기초 학문.

위암 세포의 프로필이나 항암제의 프로필 같은 것을 하나하나 공부하는 것이 아니라 이것들을 통합하는 공통의 법칙을 배운다.

이를 〈재미있게〉, 〈알기 쉽게〉 배울 수 있다면 그보다 좋을 수는 없을 것이다.

그래, 그러니까 나카노 선생님의 책이 이만큼 잘 팔리고 있는 것이다.

그렇다면.

우리 의료인이 앞으로 취해야 할 구체적인 방안이 보이기 시작한다.

여기까지의 이야기를 잠깐 정리해보자.

의료인들은 환자가 지금보다 더 나은 의료를 받길 바란다. 이상한 사이비 의학에 속는 사람이 한 명이라도 줄어들면 좋겠다고 생각한다.

안타깝게도 세상의 많은 사람, 그러니까 대부분의 환자들은 병에 대해 잘 모른다. 게다가 병원과 의사에 대해서도 잘 모른다.
병원이 굉장히 특수한 장소인 것은 아니다. 이 책을 통해 보았듯이 병원에서 일하고 있는 사람들도 그저 같은 인간이고 의료인도 병에 걸려 환자가 되면 비의료인과 다를 바가 없다.
다만, 의료인은 의학을 공부했기 때문에 일반 사람들보다 병과 치료에 대해서 잘 알고 있다. 직업적으로 유리한 점이 있다.
그리고 때로는 돈에 연연하지 않고 환자를 위해 모든 걸 쏟아부어 과하게 일을 하는 경향도 있다. 이것이 좋다는 것은 아니지만 아무래도 의료인 중의 일부는 미술품을 다루는 사람들처럼 이해득실을 따지기보다는 그 이상의 가치를 동기로 일하고 싶어 하는 것 같다.

그런 의료인들은 정직함과 직업윤리를 가지고, 환자에게 달라붙는 사이비 의료나 잘못된 의학 지식과 싸우려고 한다. 그러나 적은 많고 강해서 각개전투로는 좀처럼 이길 수 없다.

이런 이유로 일단, 환자들은 〈의료는 극장이다〉라는 것을 알았으면 한다. 등장인물이 당신, 병, 그리고 의료인 고작 〈3명〉이 아니라, 〈당신 안의 연합군〉, 〈병이라는 적군〉 그리고 〈의료인이라는 원군〉의 무수히 많은 배우들로 구성된 군상극이라는 것을.

이것만 알고 있어도 세상의 사이비 의학 대부분이 〈이상하다〉는 걸 눈치 챌 수 있다.

<100% 암을 고칠 수 있습니다>라는 선전 문구는 수상하다.
<버섯을 먹는 것만으로 암이 낫습니다>는 말도 부자연스럽다.
<육식을 그만두면 암이 없어집니다>라는 말도 있을 수 없다.

의료 극장에 대해 더 깊게 알리고 환자와 의료인이 연합군을 만들어 무대에서 함께 병이라는 적과 싸우기 위해서 앞으로 우리가 무엇을 해야 하는 걸까?

후우. 어깨에 힘을 좀 빼자.
따지고 보면 이 책은 에세이잖아. 좀 더 가볍게 읽을 수 있으면 좋겠다.
논리적으로 계속 따지는 것은 의사의 나쁜 버릇이다. 이런 점은 좋지 않다.

앞으로 이렇게 하면 좋지 않을까 정도의 아이디어를 몇 개 써 볼까 한다.
실현 가능성을 엄밀히 따져보지는 않았지만 그래도 너무 불가능한 꿈같은 아이디어는 포기했다.

첫 번째.
애초에 의사는 환자를 너무 얕본다.
나카노 선생님의 책이 환자가 이해하기 어려울 것이라는 내 예상은 빗나

갔다.

환자는 자기가 관심이 있는 것에 대해서는 차근차근 순서를 정해 배우는 저력을 가지고 있다. 전문용어가 연발되어도 배경 해설을 제대로 해주면 환자도 이해할 수 있다. <비의료인이라 모를 거야>라는 마음으로 그들의 역량을 과소평가해서 적당히 설명하고 넘어가는 것은 옳지 않다.

오사카대학 의대생을 울릴 정도로 어렵게는 아니더라도 〈병에는 먼저 이만큼의 배역이 있습니다. 이런 무대가 전개될 것입니다〉 같은 것을 제대로 말하자. 환자의 향학심을 존중하는 것이다. 환자는 우리와 하나가 되어 싸워야 할 동지니까.

두 번째.

애니메이션으로도 제작된 만화 〈일하는 세포〉. 이것이야말로 군상극 그 자체를 그린 것이다. 적혈구나 백혈구에 확실한 〈프로필〉을 주면서도, 전체적으로 재미있고 역동적으로 움직이는 무대 연극으로 잘 연출되어 있어 이걸 보면 조혈세포의 〈분위기〉를 제대로 알 수 있다.

이런 창작에도 좀 더 주력하자. 스스로 그림을 그리거나 소설을 쓰지는 못해도 의료 감수 정도는 할 수 있을 것이다. 크리에이터들과 짝을 이루어 일하면 멋지겠다.

세 번째.

만약 어딘가에서 글을 쓸 기회를 얻는다면 의료인, 특히 의사는 좀 더 편집자들에게 의견을 구하자.

우리들의 문장력은 기본적으로 하찮다.

사이비 의학자들을 설득력으로 이기지 못하고 있다. 논리로도 당해 낼 수 없다. 하지만 우리에게는 그들에겐 없는 근거가 있다.

글을 잘 쓰는 사람들과 확실히 팀을 짜서 가르쳐달라고, 고쳐달라고 하자.

네 번째.

의사는 병원 안에서도 가장 〈특수한 사람들〉로 여겨지기 쉽다. 무리도 아니다. 의료 극장에서 의사는 전장을 내려다보면서 적군의 배치를 조사하고 아군의 전력을 헤아려 진형을 짜서 총지휘한다. 무대를 높은 곳에서 내려다보거나 좌우 각도를 바꿔가면서 보아야 한다.

하지만 그러다 보니 무대나 관객석에 있는 환자와의 거리는 어떻게 해도 멀어질 수밖에 없다.

다행히 그런 환자 곁에 간호사나 약사를 비롯한 병원 스태프들이 함께 있어 준다. 그들은 각각 의사와 다른 기술을 발휘해서 스스로 배우가 되어 환자를 돌봐주고 몸 상태를 조절해 주며 무기를 쥐여주고 영양을 공급해 준다. 때로는 관객석에 있는 환자의 마음까지도 돌본다. 의사보다 폭넓은 방면에서 환자와 의식을 공유하고 있다.

그렇다면, 환자에게 필요한 의료 리터러시를 굳이 〈의사〉만 제공할 필요가 없다. 극장 곳곳에 다양한 배우가 있다. 임상 검사 기사, 방사선사, 요양사, 물리치료사, 재활치료사, 사회복지사, 영양사, 임상심리사, 임상공학기사, 대합실을 디자인하는 사람, 돈을 계산하는 사람, 약을 만드는 사람, 행정담당자. 그 외에도 다양하다. 이런 배우들이 느끼는 것까지 다

공유한다면 무대의 전체적인 모습이 더 잘 보일 것이다.

그러면 의사는 다른 의료인들과 단단히 손을 잡고…….

협력을 해야 한다는 말을 몇 번이나 하는 건지.

거미줄처럼 계속 얽혀 있으려면 몸이 몇 개가 있어도 부족할 것이다.

손을 직접 잡고 만들어가는 물리적 협력이 아니라 하나의 팀으로 보면 된다. 내 편이자 공동체다.

결국 사이좋게 지내라는 거다.

어쩐지 흔한 결론이긴 하지만 그래도 의료인도 환자도 좀 더 주변과 함께 협력해야 한다.

<인터넷에서 의료 정보를 효과적으로 검색하는 방법>

<잘못된 의료 지식에 속지 않으려면>

이런 건 혼자 하면 안 된다. 누군가와 함께 해야한다. 그런 걸 위해 SNS 나 네트워크가 있는 것 아닌가.

건강할 때는 의료인에게 병에 대한 것을 묻기 어렵다? 그렇지도 않다.

찾아보면 얼마든지 방법은 있다.

〈환자와 함께 병에 대해 생각〉하기 위해 의료인들이 종종 지역에서 의료 강연을 개최하기도 한다. 국가암정보센터가 제공하는 〈암 정보 서비스〉 에는 병에 대한 정보 외에도 여러 가지 유익한 정보가 실려 있다.

의사는 정보를 알리는 방법이나 사이비 의학과 싸우는 방법을 한층 더 발전시켜야 한다.

인터넷에서 화제가 되는 병이나 약 정보에 대해 그때마다 개별적으로 대응하는 것만으로는 효과가 너무 미약하다. 극장에서 무슨 일이 일어나고 있는지를 포함해서 모두 설명하자. 제법 어려운 일이다. 아마 혼자서는 할 수 없을 것이다. 의사만으로도 할 수 없고 의료인만으로도 무리다. 그렇다면 출판사 같은 미디어와도 사이좋게 지내자. 일러스트레이터와 손을 잡고, 만화가를 위한 예산도 만들어 두자. 방송작가와 친구가 되자.

가능한 〈재미있게〉 할 수만 있다면 무엇이든 좋을 것이다.

나카노 선생님이 마타요시 나오키와 함께 병리에 관한 이야기를 한 〈나오키의 유레카!〉는 정말 최고였다.

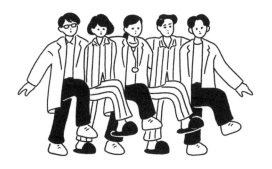

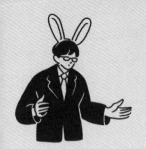

어느 병리 의사 Y의 시점

협력, 협력, 말하다 보니 앞 장이 끝나버렸다. 하지만 이 점은 정말로 중요하다고 생각한다.

<팀 의료>라는 말을 유명무실하게 해서는 안 된다.

지금이야말로 〈팀〉이라는 말을 의료 극장의 관점에서 재검토할 필요가 있다.

의사와 환자와의 협력에 대해서 좀 더 상세하게 써보도록 하자.

이것이 이 책의 마지막 주제다.

나는 고작 한 명의 병리 의사일 뿐이지만 정말 대단하다고 감탄할만한 의료를 하고 있는 의사들도 꽤 있다.

지역에서 완화 케어를 하고 있는 의사.

소아를 중심으로 재택 산소치료 클리닉을 연 의사.

환자의 재 내원율이 비정상적일 정도로 높은 내시경 의사.

전공도 환자와의 관계도 각각 다르지만 그들에게는 공통점이 있다.

우선 이런 의사들은 모두 〈환자와 대등하게 교류〉하고 있다. 더불어 환자 역시 〈의사와 대등하게 교류〉하고 있다.

나는 소위 명의에게 진찰받은 환자의 이야기를 듣거나 그에 관해 쓴 책을 읽을 기회가 많았다. 거기서 깨달은 것은 환자들이 명의라 불리는 의사를 〈필요 이상으로 너무 존경하지 않는다〉는 것이다.

물론 환자들은 의사의 전문적 기술에 대해서는 존경을 표하지만, 자신, 의사, 다른 의료인의 관계를 통틀어 하나의 〈팀〉으로 본다.

한마디로 자신을 포함한 공동체 전체를 존경하고 신뢰하고 있었다. 의사가 위, 환자가 아래라는 분위기는 느껴지지 않았다.

소소하지만 이건 굉장한 일이다. 환자와 대등한 관계를 구축한 의사도 훌륭하고, 환자 또한 의사라는 정체불명의 생물에게 마음을 열고 있는 것이 멋지다고 감탄했다.

의사와 환자의 관계는 때로는 일방적인 관계가 된다.

병의 상태를 잘 이해하지 못해 그저 의사의 말만 좇는 환자도 있다. 반대로 의사가 말하는 것을 믿지 못하고 무조건 자신이 좋다고 생각하는 치료를 요구하는 환자도 있다. 이런 관계는 불건전하고 스트레스를 부른다.

때로는 〈의사의 일거수일투족이 환자의 생명을 좌우한다〉고 생각하는 환자도 있다. 이런 인상은 뿌리가 깊다. 의사의 사소한 실수 하나가 자신에게 엄청나게 큰 손해를 입힐 거라는 상상.

사람이 중병에 걸렸을 때 무의식적으로 〈좋은 의사를 만나면 나을지도 몰라. 나쁜 의사를 만나면 죽을지도 몰라〉 같은 걱정을 하는 것도 의사가 모든 것을 쥐고 있다는 생각의 연장선에 있는 발상이다.

솔직하게 말해서 〈의사가 모든 것을 쥐고 있다〉는 사고방식은 현대의학과 별로 어울리지 않는다.

의사 혼자서 환자의 모든 것을 책임지는 경우는 생각보다 적다. 환자는 느끼지 못하지만 많은 눈과 손이 환자를 받쳐주고 있다.

예를 들어 주치의가 레지던트면 환자가 좀 불안해할 수도 있다. 하지만 수련의에게는 그를 지도하는 상급 의사가 있고 환자에게는 곁에서 살펴주는 간호사나 약사들이 있다.

환자에게 직접 말을 거는 〈역〉은 한 사람이지만 주변을 넓게 잘 살펴보면 배우 한 명이 올라와 있다고 생각했던 무대에는 어느새 무수히 많은 배우가 나와 함께 눈을 마주치며 공연을 함께 이끌어 나가고 있다는 것을 알게 된다.

〈의사의 투약 하나가 환자의 운명을 결정한다〉고 할 수도 있지만, 투약 방법은 결국 〈가이드라인〉에 이미 정해져 있다. 과거 많은 의료인들이 쌓아 온 데이터가 있고 그것을 집합하여 만든 치료 방법이 있다. 진단이 결정되면 그에 맞는 권장치료가 세트처럼 따라온다. 현대 의료에서는 의사가 즉흥적으로 움직이는 것이 아니라 역사가 보장해주는 훌륭한 대본에 따라서 움직인다. 그 대본을 만드는 작가도 연출가도 의료인으로서 병원 어딘가에 존재하고 있다.

물론 의사가 단순히 〈대본에 따라 움직이는 서툰 배우〉이기만 해서는 안 된다. 거기에는 절묘한 애드리브가 존재한다. 한마디로 <재량>이다. 가이드라인이라는 대본을 획일적으로 지키기만 하면 되는 것이 아니다. 환자의 키, 몸무게, 기저질환, 심장 및 폐의 기능, 다른 약과의 조합 등 여러 요인을 고려해 의사는 무엇을 더하고 덜할지 〈재량〉을 발휘한다.

모든 의사는 이러한 의료 체계에 따라 일하고 있고, 의사는 이런 극장을 지탱하는 배우 중 하나일 뿐이다. 그 극장에서 의사는 화려한 기술로 관객을 매료시킨다.

때로는 마술사처럼 행동한다. 가능하면 그 트릭에 관한 정보를 다른 배우(환자나 병원 스태프들)와도 공유할 수 있으면 좋다. 숨길 필요는 없다.

환자는 의료인이라는 협연자들과 함께 무대를 만들어나간다.

어떻게 생활해야 하는지, 운동이나 식사는 어떻게 하면 좋은지, 복약하는 방법이 뭔지 등을 배우고, 적과 마주치지 않도록 예방책을 세우고, 미래를 예측해서 생길 수 있는 문제에 대비한다. 이때 의사와 환자는 상하관계나 사제관계가 아니라 어디까지나 함께 공연하는 협연자의 관계이다.

무대에서 어떻게 행동해야 할지를 써놓은 〈각본〉에는 〈근거〉가 있다. 우리는 과거에 무대를 성공적으로 이끈 각본을 골라야 한다.

인터넷에서 찾을 수도 있고, 책 또는 텔레비전 같은 여러 미디어를 보고 찾을 수도 있다. 진흙 속에 숨겨진 진주를 골라내야 한다.

의사와 환자는 때로 〈각본실〉에 서서 함께 생각한다.

이 각본이 믿을만하다, 이 부분은 전개가 원활하지 않다 등등.

의사는 해설위원 같은 지식을 가지고 있다.

환자도 의사로부터 지식을 배울 때마다 현명해진다.

지금까지 이 책을 쓰면서 의료를 무대 위의 군상극이라는 예를 들어왔는데, 이 예시에 너무 과하게 몰입한 것은 아닌지 조금 걱정이 되었다.

따지고 보면 의료뿐만이 아니라 사람이 살아가는 모습 그 자체가 결국 군상극이지 않나.

뭐야, 나는 지금껏 당연한 것을 계속 써왔던 것인가.

그러고 보니 이 책에서 〈의사의 글은 웬만해서는 지적받지 않는다. 문장의 앞뒤를 바꿔야 한다거나 이 단락은 이해하기 어렵다는 지적을 받은 적도 없다〉고 썼었다.

하지만 이번에 편집자에게 보낸 완성된 원고는 며칠 후 아주 세세한 〈수정〉이 쓰여있는 PDF로 되돌아와서 웃고 말았다. 차분히 읽으며 수정하라는 것들을 고쳐 보니 놀라울 정도로 글이 읽기 쉬워졌다. 다시 한번 전문가의 손길에 탄복했다. 환자와 의료인의 관계와 비슷하다.

책 만들기도 군상극이다.

나 혼자 쓸 수 있는 것이 아니었다.

많은 관계자가 있다. 특히 〈공동 출연자〉인 출판사의 W씨에게 감사를 전한다. W와 Y의 공연은 동시 폐막이다.

둥둥둥둥.

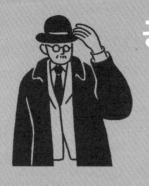

공연 시작 전 주의사항 (

게 차갑고 무서운 곳?

가기 싫은 의사가 있는

동떨어진 장소일지도 ~

대관계 차갑게 보이는

의료에 대해 좀 느긋하게 말해 줄 수

라마와 현실의 차이점은? <병원 안에

의사가 아플 때 병원을 고르는 기준

소드 **제2장** "의사"의 진짜 모습 대학

세계? 못 해 먹겠다! 라고 생각하는

의사 선생님들 의사 자신의 건강에 다

"병에 걸리다"의 진짜 모습 - 의료 극

것은 어떤 뜻인가? 모두가 궁금해하

<진단>이 필요하다. 입원해도 좀처

제4장 "의사와 환자"의 진짜 모습 -

그리고 지식 단순히 병의 종류가 아니

말을 쓰지 않는 의료인 vs 사이비 으

선생님의 책이 어떻게 베스트셀러가

와 의료의 모습 어느 병리 의사 Y의 ~

마이클 샌델이라는 사람이 있다.

아시려나.

예전에 NHK에서 〈하버드 백열교실〉이라는 제목의 프로그램이 방영되었다. 원래는 미국 방송 프로그램으로 2010년 4월에 일본에서 처음 방송됐는데 세간에서 꽤 화제가 됐다. 그리고 〈정의란 무엇인가〉라는 제목으로 책이 나와 히트를 쳤다.

〈전차문제〉가 유명한데 당신도 알고 있을지도 모른다.

전차가 맹렬하게 달리고 있다. 달리는 전차 앞에는 5명의 인부가 있어서 이대로 전차가 달린다면 5명 모두를 치고 만다. 그런데 운 좋게 선로를 변경할 수 있는 레버가 있고 당신은 그 앞에 있다.

자, 레버를 조작해서 5명을 구하자.

그러나 변경할 선로에는 사람 1명이 있다.

이 경우 당신이 레버를 움직이면 5명은 살지만 대신 선로 위의 1명은 죽는다.

당신은 레버를 움직일 것인가. 그리고 레버를 움직이는 것은 도덕적으로 허용되는가?

합리적으로는 5명과 1명 중 하나를 선택해야 한다면 1명이 죽는 쪽을 선택하는 것이 옳다. 하지만 누군가를 구하기 위해 다른 누군가를 희생시키는 것이 도덕적으로, 윤리적으로 때로는 인정상 〈용서할 수 있는가, 용서할 수 없는가〉를 결정하는 것은 그리 단순하지 않다.

샌델은 〈앞으로 정의에 대해 이야기해보자〉고 했다. 하지만 그 〈정의〉라는 것은 결코 일원적으로 정의할 수 없다. 관점에 따라 바뀌므로 매개변수가 많고 복잡하다.

나는 이 〈합리적인 사고만으로는 정답을 낼 수 없는 인간 마음의 복잡한 짜임새〉에 매료되었다. 이치를 따져 논리적으로 말한다 해도 사람은 어딘가 마음속 깊은 곳에서 감정적으로 승복할 수 없을 때가 있다.

그때 나는 〈병리학〉이나 〈병리 의사〉라는 극히 마이너한 존재를 세상에 알리기 위해 홍보적 존재를 만들려고 생각하고 있었다. 거기에 샌델의 우수한 강의를 보고 그를 존경하는 마음에 오마주로…… 짧게 말해서 따라 했다.

샌델과 병리의 병(*やまい 야마이란 발음)을 합쳐서 〈얀델〉이라는 캐릭터를 만든 것이다.

앞으로는 〈병리란 무엇인가〉도 이야기해보자고 큰소리쳤다.

그리고 사람들에게 병의 이치나 의료가 무엇인지를 전하자고 결심했다. 2010년 겨울이었다.

그런데 나는 병이나 의학, 병리학을 개별적으로 접근해 〈올바른 의료〉를 전하는 방식에 조금씩 의문을 가지기 시작했다. 이 책에서 비유한대로 말하자면 〈배우 한 사람 한 사람의 프로필을 상세하게 설명〉하는 것이었다. 샌델처럼 잘 되지 않네, 어떻게 하면 저렇게 매력적인 강의를 할 수 있을까 하고 안절부절못하고 있었다. 정확한 시기는 기억나지 않지만 만화 〈프래자일〉 1권이 발매되었을 무렵(2014년 가을)에는 병리 홍보 계정을 그만두고 프래자일의 뒤를 잇는 계정이 됩니다, 라고 선언한 기억이 있다.

그런 내가 집필할 기회를 얻었다. 의사나 의료에 대한 것을 부드럽게 전하라는 지시였다.

지금의 세상은 전에 없이 〈의사가 정보를 알리는 시대〉

의료를 둘러싼 루머, 필요한 정보에 쉽게 접근할 수 없는 검색 시스템, 안도의 목소리보다 비명소리가 멀리까지 퍼지는 현상. 이런 역풍에 맞서기 위해 많은 의사가 신·구 미디어를 활용해 의료 정보를 전달하려고 시도했다.

나는 이것들을 전체적으로 내려다볼 생각으로…… 〈감독〉으로서 무언가를 이 세상에 내놓겠다고 다시 한번 결심했다. 그리고 결과적으로는 무대에서, 또 관객석에서 허둥지둥거렸다. 특히 서장을 쓰던 시기에는 정말 우울한 얼굴을 하고 있었다고 생각한다. 눈썹을 축 처지게 해서는(원래 그렇게 생겼지만).

이렇게 감독인 척하는 어설픈 배우를 많은 사람이 도와줬다. 특히 본문을 다 읽은 사람이라면 알 수 있는 〈원작자〉이자 〈연출가〉인 그분의 공적은 무척 크다. 아직 직접 만난 적은 없지만 그와는 멋진 관계라고 생각한다.

자신을 감독이라 생각했던 나는 이 책을 다듬어 나가는 과정에서 무대에 올라가는 배우이자 그를 지켜보는 관객이기도 한 자신을 깨달았다. 많은 도움을 받은 군상극 끝에 이 책을 완성했다.

이 책이 만들어진 과정은 구조적으로 의료와 비슷했다. 재미있지 않은가.

무언가를 쓴다는 것은, 때로 필자를 독자로 바꾸어 〈그곳에 글이 있어서 사람이 무언가를 생각하는 장소를 만든다〉 같은 능동도 피동도 아닌 중간세계를 구축한다. 나는 이렇게 〈나〉가 되어 쓰면서 읽고, 전달하면서 전달받고, 의료에 대해 생각하고, 극장의 무드를 느끼며 누군가와 공유했다.

당신은 어땠을까?

의료 극장에도 커튼콜이 있지만 공연은 여전히 장기 상연 중이다. 절찬 상연 중인 무대에 나도 당신도 때때로 서 있다.

2월 25일 병리 의사 얀델 / 나 / 이치하라 신 기록

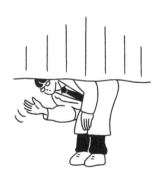